经典彩图版
JINGDIANCAITUBAN

无师自通找穴位　举一反三学足疗
定位足部反射区　刺激经络不生病

李彦龙 编著

足部按摩治百病

ZU BU AN MO ZHI BAI BING
SU CHA SHOU CE

速查手册

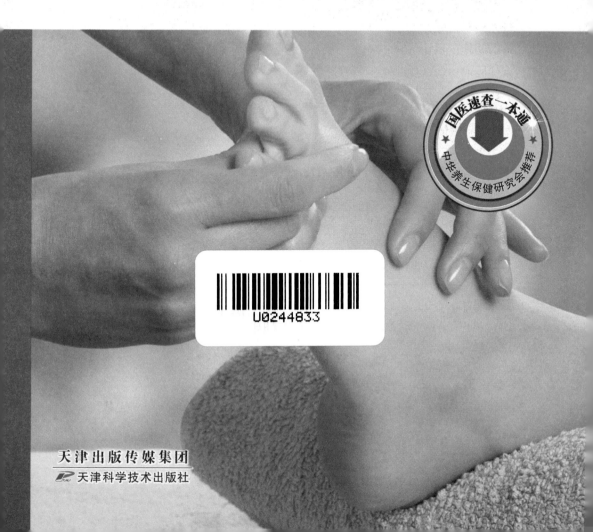

国医速查一本通
★ 中华养生保健研究会推荐 ★

U0244833

天津出版传媒集团
天津科学技术出版社

图书在版编目（CIP）数据

足部按摩治百病速查手册 / 李彦龙编著.-- 天津：
天津科学技术出版社，2013.12
ISBN 978-7-5308-8567-3

Ⅰ.①足… Ⅱ.①李… Ⅲ.①足－按摩疗法（中医）
－手册 Ⅳ.①R244.1-62

中国版本图书馆CIP数据核字(2013)第302254号

责任编辑：张建锋
编辑助理：蔡小红
责任印制：王　莹

天津出版传媒集团
天津科学技术出版社　出版

出版人：蔡　颢
天津市西康路35号　邮编 300051
电话(022)23332402
网址：www.tjkjcbs.com.cn
新华书店经销
北京龙跃印刷有限公司印刷

开本 710×1000　1／16　印张 10　字数 160 000
2014年1月第1版第1次印刷
定价：29.80元

Preface
前 言

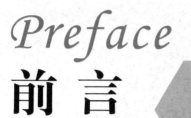

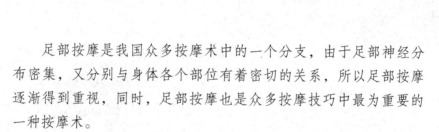

　　足部按摩是我国众多按摩术中的一个分支，由于足部神经分布密集，又分别与身体各个部位有着密切的关系，所以足部按摩逐渐得到重视，同时，足部按摩也是众多按摩技巧中最为重要的一种按摩术。

　　本书共分四章，详细介绍了足部按摩的基本知识、按摩手法、经络取穴和足部按摩的禁忌证。又重点介绍了足部穴位、足部反射区和针对各种常见疾病的足部按摩疗法。需要特别说明的是，由于编者水平所限，不足之处在所难免，希望各位读者和业内同仁批评指正。

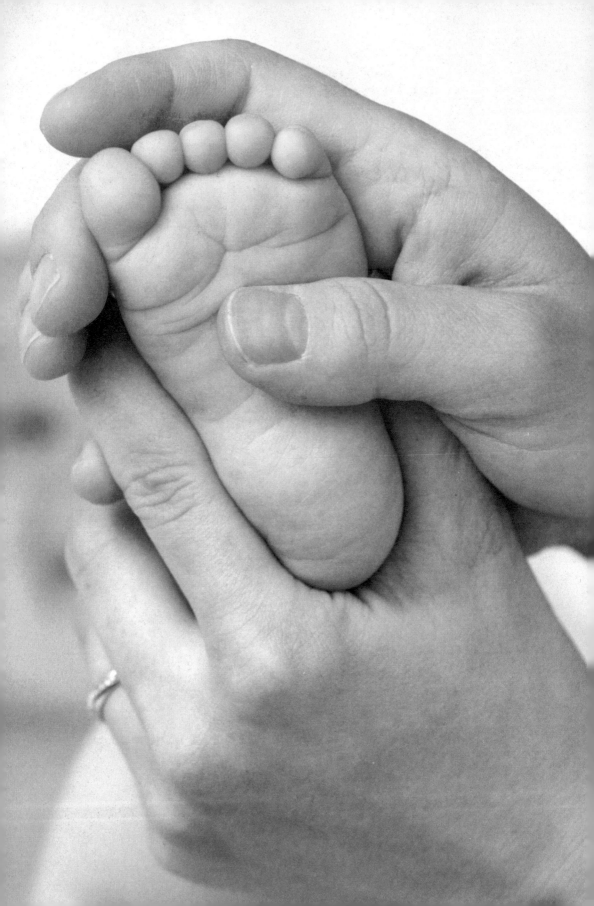

目录 CONTENTS

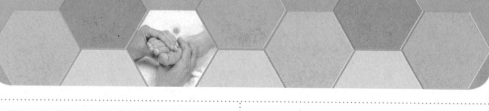

第四章　保健按摩

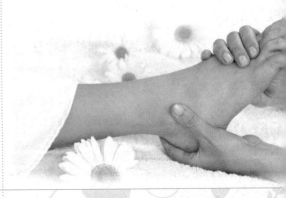

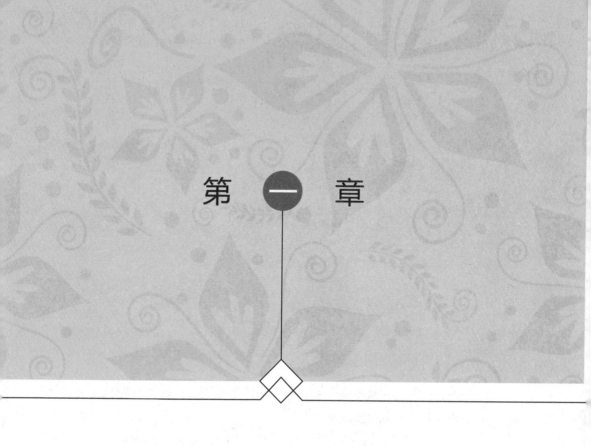

第 一 章

足部按摩的基础知识

ZU BU AN MO DE JI CHU ZHI SHI

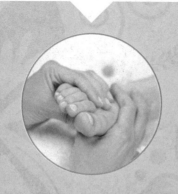

足部按摩的渊源

足部按摩，又称足部推拿，古代又称为足部按跷、案杌、爪幕等，是我国劳动人民在长期与疾病斗争中逐渐认识和发展起来的。从商代殷墟出土的甲骨文卜辞中可以发现，早在公元前14世纪，就有"足部按摩"的文字记载。

在中国古代文献《史记·扁鹊仓公列传》中说："上古之时，医有俞跗，治病不以汤药，酒而以桥引、案杌、毒熨等法。"这些记载中的"案杌""桥引"都指的是按摩。

春秋战国及其以前时期，《庄子》《老子》《旬子》《墨子》等著作也提到了自我足部按摩的方法。《周礼疏》中记载的扁鹊治愈虢太子尸厥的医案，说明足部按摩在临床应用中的重要作用。

秦汉三国时期《黄帝内经》不仅记载了足部按摩的起源，而且指出了足部按摩的作用和应用。《素问·血气形志篇》说："形数惊恐，经络不通，病生于不仁，治之以按摩醪酒。"指出了经络不通，气血不通，人体中的某个部位就会出现疾患，可以用按摩的方法疏通经络气血，达到治疗的作用。在这个时期出现了我国第一部足部按摩专著《皇帝岐伯按摩十卷》。

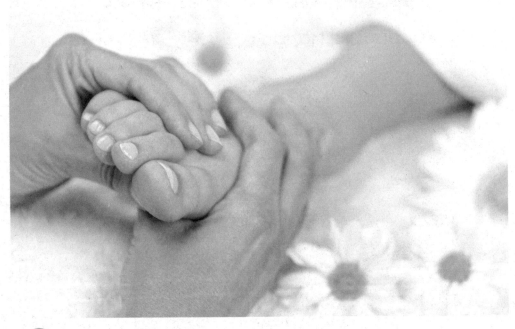

魏晋南北朝时期，受道家、佛家学术思想影响很大。按摩的手法，被推衍出搓、抖、缠、捻、滚、揉六法，足部按摩也出现了相应的发展。

隋唐时期是足部按摩的兴旺时期。隋《百官志》中记有"太医院有主药二人……按摩博士二人"，从行政上设置了按摩专科，并授以一定的职务。《唐·六典》说："太医署有按摩工56人，按摩生115人。"这不仅划分了按摩师的等级，而且也将按摩列入医学教育的范畴。天宝年间，按摩术传入日本、朝鲜、印度等家。

宋金元时期，足部按摩作为一门医术在广泛使用。该时期足部按摩发展的特点是注重按摩适应证手法应用方式的探讨。

明朝时期是按摩学术第二个兴盛时期。明朝不仅设置了足部按摩专科，而且按摩在小儿科疾病的应用中积累了丰富的经验，形成了小儿按摩独特的体系。

清代有许多关于按摩的著作，如《推拿易知》《推拿图解》《小儿推拿直录》《厘正按摩要求》等。这些著作不但积累了按摩临床经验，而且在理论上也有了很大提高，对推拿的治疗法则和适应证，也有了比较系统和全面的阐述。

新中国成立后，按摩治疗的病症扩大到内、外、妇、儿、伤、骨科、五官等科。常用的手法达到20余种。按摩专著有《中医推拿学》《胃病推拿法》《外伤中医按摩疗法》《伤科按摩术》《点穴疗法》等。

20世纪末，足疗在国内"重现江湖"，并以更高的水准流行起来，足部按摩健康法在国内终于得到了重视，各种学术团体的成立以及专门的足疗按摩院等逐渐兴起，这种不用吃药、打针的非药物保健法日益受到各阶层人士的喜爱。

目前足疗已作为一种劳动技能而被国家劳动和社会保障部门承认，并可颁发相应的资格证书，并已成为医疗保健行业中的一个分支，被人们接受并继续发扬光大。

 足部按摩的原理

1.血液循环原理

人体通过血液循环，将氧气和营养物质运输到全身的各组织器官，并且把各组织的代谢产物，如二氧化碳等废物排出体外。而心脏是血液循环的动力，血液通过心脏的搏动与压迫，从而流回身体的各个部位。但是，脚是人体离心脏最远的部位，即使血液本身的压力很大，让血液体内循环到脚，也是比较困难的。因此，距离心脏越远的组织，越会出现供血不足的症状，长此以往，不仅影响血液的正常流回，而且还会影响其他器官的功能，这时增加搏动、促进血液回流，在人体中完成第二次启动器官，非脚莫属。通过对足部的按摩刺激，可增加血液的回流速度，使血液循环畅通，相关脏器的功能得到改善，疾病得以痊愈。

2.反射原理内分泌

足部反射区是足部神经的聚焦点。因此，器官或某部位发生病变时，其相应的反射区亦产生变化，同理，反射区发生病变时，亦会影响相关器官的功能。刺激按摩这些反射区时就非常明显地有压痛感，这种痛感沿传入神经向中枢神经进行传导，经中枢神经协调，发生新的神经冲动，沿传出神经传导到体内组织器官，引起一系列的神经体液的调节，激发人体的潜能，调节机体的免疫力和抗病功能，调节体内某种失衡状态；同时也可以阻断原有病理信息的反射。另外，对足部的良性刺激，通过神经反射活动，启动机体内部的调节机制可增进各器官的功能，从而起到防病治病的作用。

3.经络原理

中医认为，在人体内存在着一个经络系统，由于此系统可将人体脏腑组织器官联系成为一个有机的整体，并借以行气血。从而使人体各部的功能活动得以协调和相对的平衡。人体中最重要的经络是十二正经和奇经八脉，其中足太阳脾经、足少阳肾经、足厥阳肝经、阴维脉、阳跷脉则终于足部。

经络循行线是由人体各位置的穴点连接起来的，我们的双足上有很多穴位，当我们按摩足部反射区时，就会刺激这些穴位，它同血液循环和反射原理一样，沿经络循行线进行传导。

4.生物全息论原理

生物全息医学认为，任取某一局部，它都完整地排列着全身相关组织的反应点，是全身各个器官的缩影。足部也是如此，当双足并拢在一起时，人们脏器在足部的对应区，就像从后方向下看到的一个屈腿盘垄并向前俯伏披影的人形。两足的拇指相当于人体头颅部，其中有大脑、小脑、脑垂体、五官则分布在其余的足趾上，拇指根部相当于人体颈项部，双侧足弓在一起，相当于脊椎部分，从前向后依次为颈椎、胸椎、腰椎、骶骨、尾骨。足部(长趾)前部相当于胸腔，内有肺、心脏，足底中部相当于上腹部，内有肝、胆、脾、胃、胰、肾等脏器，足底后背相当于下腹部，内有大肠、小肠、膀胱、生殖器官等。双足的外侧、自前向后是肩、肘、膝的对应区。故对足部对应区的刺激，可以使相关脏腑得到调整，既可起到保健作用，又可达到治疗效果。

足部按摩法是以生物全息反射和中医经络为主的边缘科学，它与全身按摩的区别在于手法上、位置上、机理上有明显不同的特点而且安全可靠。

综上所述，当我们对足部反射区进行刺激按摩时，这些原理是同时统一地发挥作用的，而不是各自独立的发挥其效能，所以足部反射区按摩会显示出非常惊人的保健作用。

 ## 足部按摩的特点

足部按摩疗法，是一种非药物疗法。它主要是通过对人体功能的调节而达到防病治病的目的。尤其是有药物无法替代的优越性，日益被医学界和社会大众看好。

1.经济实用

随着人们生活水平的提高，生命价值观念的增强，对医疗保健有了更高的要求。卫生资源的有限性和医疗保障制度的改革及医学的进步，要求医疗方法经济实惠、效果确凿，能预防疾病，无病时强身健体。足部按摩疗法完全符合这些要求。

足都按摩疗法，不需任何设备，不用任何药物，只需自己一双手，在家庭内就可以防病治病了。因此，学会足部按摩疗法，可以极大地节约医疗开支，节省许多宝贵时间，真是省时省钱又实用。

2.安全有效

长期临床实践证明，安全有效是足部按摩疗法的最大优点。这一疗法不用打针吃药，无创伤性，无任何副作用，有病治病，无病可以强身，完全符合当今医学界推崇的"无创伤医学"和"自然疗法"的要求。

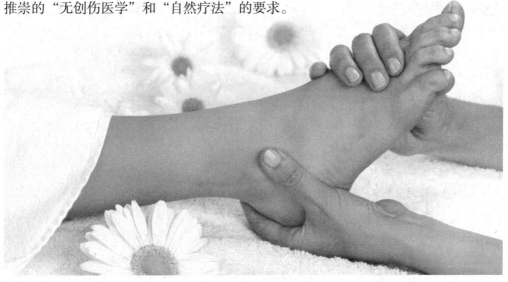

3.简便易学

简便：足部按摩疗法不受时间、地点、环境、条件的影响，也不需器械和药物，身体某脏器或部位出现不适，随时可在田野、工场、房室内外进行按摩，甚至看书、看电视或做手工时脚踩鹅卵石按摩，十分简便，大众易于接受。

易学：足部按摩疗法男女老幼都可以学会，有文化，懂一些生理解剖知识的人学起来就更容易了，关键在于记住足部穴位或足部反射区，认真反复实践即能掌握，适应社会大众医疗保健需要。

4.疗效奇特

足部按摩疗法不仅具有易学、易掌握、易操作、见效快的优点，并且不受时间、地点、环境、条件的限制。同时，足部按摩疗效奇特，是一种无针、无药、无创伤、无副作用的物理疗法，是一种标本兼治的全身治疗方法。尤其是对一些慢性病症和痛症的治疗，能显示出其独特的疗效，深受广大人民的喜爱。

当人们感觉机体稍有不适或精神不振时，足部反射区或穴位就会有反应。我们通过对足部进行观察、触摸、按压等诊断方法，就会发现很多疾病的早期症状，进而达到早期治疗的目的。

足部按摩的作用

足部按摩是中医一种外治法范畴的物理疗法，已被无数临床实践所证实是行之有效的方法之一。足部按摩主要是依靠手法的力度和力的方向实施的治疗。手法由于轻重不同，其渗透于内的力度也有所差别，基本上分为浅(皮毛)、略浅(经脉)、中(肌肉)、略深(经筋)、深(骨髓)几种。 中医的按摩治疗是通过外力直接作用于损伤位置，通过手的力量和技巧以调节机体生理、病理变化而达到治疗目的。

1.舒筋活络、消肿止痛

中医按摩则可以促进局部血液和淋巴的循环，加速局部瘀血的吸收，改善局部组织代谢，理顺筋络，并可以提高局部组织的痛阈，使气血通畅，从而起到舒筋活络，消肿止痛的作用。

2.整复错位、调正骨缝

肌肉、肌腱、韧带受外界暴力的作用，可以造成纤维撕裂或引起肌腱的滑脱，使所伤之筋离开原来正常的位置，关节在外界暴力的作用下也可以产生微细的错缝或引起关节内软骨板的损伤。按摩可以使损伤的软组织纤维抚顺理直，错缝的关节和软骨板回纳到正常位置。关节的功能活动正常，疼痛就可以缓解或消失。

3.解除痉挛、放松肌肉

受伤后所产生的疼痛，可以反射性地引起局部软组织痉挛，这虽然是肢体对损伤的一种保护性反应，但如果不及时治疗，或治疗不妥当，痉挛的组织就有可能刺激神经，加重痉挛。痉挛日久形成不同程度的粘连、纤维化或瘢痕化而加重原有损伤，形成恶性循环。按摩之所以能解除痉挛，放松肌肉，主要是通过按摩的镇静作用，其次按摩又可以直接作用于痉挛的软组织，使之放松，打破恶性循环，帮助肢体恢复正常功能。

4.松解粘连、滑利关节

急性损伤或慢性损伤的后期，损伤的软组织常形成不同程度的粘连、纤维化或疤痕化。关节位置的骨折后期也常见到这样的病理变化，使肢体关节功能活动有障碍。按摩治疗一是通过直接作用于损伤位置，加强损伤组织的血液循环，促进损伤组织的修复。二是通过被动运动手法，对关节因粘连而僵硬者，起到松解粘连，滑利关节的作用，对局部软组织变性者，改善局部营养供应，促进新陈代谢，从而使变性的组织逐渐地得到改善或恢复。

5.散寒除痹、调和气血

《素问·痹论》篇"风寒湿三气杂至，合而为痹也。其风气盛者为行痹，寒气盛者为痛痹，湿气盛者为著痹也。……痹在于骨则重，在于脉则血凝而不流，在于筋则屈不伸，在于肉则不仁，在于皮则寒"。按摩具有舒筋通络，利关节和血脉而除痹痛的作用。临床上对风寒湿所致的腰痛及关节痛，按摩结合其他治疗方法往往能很快获效。

足部骨骼的基本结构

1.足部骨骼

人有双足，每足有骨骼26块，包括跗骨、跖骨和趾骨三部分。

1) 跗骨

跗骨位于足的后半位置，近侧列跗骨包括跟骨(常见创伤性骨折)、距骨和足舟骨。远侧列跗骨由内侧向外依次为内侧楔骨(第一楔骨)、中间楔骨(第二楔骨)、外侧楔骨(第三楔骨)和骰骨共7块。

（1）跟骨位于足部的后方下部，是足骨中最大的一块骨，后端向下突出称为跟骨结节。

（2）距骨位于跟骨上方，高出其他的跗骨。

（3）足舟骨位于距骨和3块楔骨之间，内侧有一向下方的圆形突起，称为舟骨粗隆或结节。

（4）楔骨有3块。第一楔骨位于内侧，第二楔骨位于中间，第三楔骨位于外侧，分别位于足舟骨与第一、第五跖骨之间。

（5）骰骨位于跟骨之前，足外侧缘，其后方突起为骰骨。

2）跖骨

位于足的中部，每足有跖骨5块，由内侧向外侧依次为第一跖骨、第二跖骨、第三跖骨、第四跖骨、第五跖骨，构成足掌跖部的前半部。每块跖骨又分为底(近足跟的一端)、体及头(近足趾的一端)三部分。第一跖骨底下方有一跖骨粗隆，第五跖骨底外侧有一乳状突起，称为第五跖骨粗隆(位于足外侧中部)。

3）趾骨

趾骨位于足外侧中部，每足有趾骨14块。

（1）拇趾2块(近节趾骨、远节趾骨)。

（2）第二至第五趾各3节(分别称为近节趾骨、中节趾骨、远节趾骨)。每块趾骨仍可分为底、体、头三部分。

2.足部关节

距骨与下肢小腿部的胫骨、腓骨下端构成踝关节，胫骨侧(内侧)为内踝，腓骨侧(外侧)为外踝。跖骨与趾内间构成跖趾关节，趾骨与趾骨之间又形成趾间关节。第一跖骨与第一趾骨近节趾骨的近端构成第一跖趾关节。第二趾第一节趾骨和第二节趾骨间构成第一趾间关节，第二和第三节趾骨间构成第二趾间关节(或称远侧趾间关节)。

无论关节大小、活动幅度及方向如何，其基本结构均应包括关节面、关节囊及关节腔三部分，均有韧带加强其稳定性。

3.足的各局部名称

足部是人体最下部的运动器官，针对足部反射区的定位及按摩方向的要求，须明确足部各局部的名称和方位。

根据正常人体解剖学的规定：足趾为前方，足跟为后方；足踇指一侧为内侧，小趾一侧为外侧；足底面为下，足背面为上；足背的后面与小腿相连接，足和小腿之间构成踝关节。

4.足部可触及的骨性标志识别

（1）足内侧可触及内踝、舟骨粗隆(约内踝前方2.5厘米处)、第一跖骨底部粗隆和第一跖骨小头。

（2）足外侧可触及外踝、第五跖骨底部粗隆和第五跖骨小头。

（3）足底部可触及足跟下方的跟骨结节、第一至第五趾骨小头及第一至第五跖骨基底膨大部等。

（4）足背部可触及第二至第四跖骨基底部。

（5）足弓由跗骨和跖骨被韧带、肌肉、筋膜牵拉形成一个凸向背面的弓，称为足弓。

主要的弓是内侧的纵弓，由跟骨、距骨、足舟骨、第一楔骨和第一跖骨组成。人站时，足部仅以跟骨结节及第一、第五跖骨头三处着地，共同承受全身重量。

 ## 足部按摩的手法

1.常用的按摩手法

1)捻法

用拇指、示指螺纹面夹持住一定部位，一般是手指、足趾，两指相对做搓揉动作。操作时动作要灵活，节奏快而均匀，用力不可忽大忽小，要有一定的持续时间。

捻法主要用于指和足趾部及其小关节。慢性病症，局部不适及保健等均可应用，常与掐推法合作运用。

2)捏法

拇、示二指分别捏压在两个对应的穴位和反射区上压揉，或者拇指在一个反射区和穴位上点压而示指在另一面起固定作用。

3)指揉法

用拇指或中指面或示、中、无名指面轻按在某一反射区位置做轻柔的小幅度的环旋揉动为指揉法。

4)按法

自己或他人用拇指指端或指腹垂体平压体表，称为按法。操作时着力部位要紧贴体表，不可移动，以避免持续操作时，被按部位擦伤，用力要由轻而重，不可用突发暴力。

5)勒法

用屈曲的示中两指夹住病人足趾根部迅速滑出；趾端，反复数次，称为勒法。本法仅适用于足趾部。

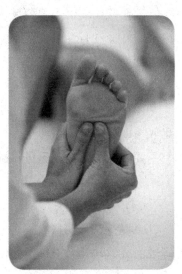

6)擦法

用单指或手掌大小鱼际及掌根部附着于足部，紧贴皮肤进行往复、快速直线运动。

腕关节应自然伸直，前臂与手近似水平，指擦的指端可微微下按，以肩关节为支点，上臂主动带动指掌作往返直线移动；亦可视位置不同分别以出现温热感为佳。一般常用于开始治疗时，或足底操作。

7)叩法

常用示指叩法和撮指叩法。示指叩法是拇、示两指指腹相对；中指指腹放在示指指甲上，三指合并捏紧，示指端略突出，用腕力上下动作行点叩法。撮指叩法是手指微屈，五指端捏在一起，形如梅花状，用腕部弹力上下动作行点叩法。

应以腕部为支点，用力要均匀。示指叩法适用于足部各个穴位和反射区；撮指叩法适用于足部肌肉少的穴位和反射区。足跟痛用叩法疗效较好。

8)掐法

用手指顶端甲缘重刺激穴位和反射区，一般多用拇指顶端及桡侧甲缘施力，也有以拇指与其余各指顶端甲缘相对夹持穴位和反射区施力的。有时变形为双手拇指顶端对应夹持穴位和反射区施用。

掐时要逐渐加力，至引起强反应停止，一般为半分钟。注意不要掐破皮肤，并且切忌划动。本法多用于足趾、足趾结合部等狭小位置的穴位和反射区。

9)摇法

使脚趾及踝关节作被动均匀的环转运动。

动作要和缓，用力稳健，摇动范围在正常生理活动范围之内，由小到大，频率由快而慢，然后再由大至小，频率则转快。操作时不僵不滞，灵活圆转。切忌突然单向加力，以防止损伤关节。为保护关节，需在施术前先行放松调节。

10)踩法

用足踩压作用于患者的足底部。施术者利用自己的足跟、足底前部跖趾对患者足底施以节律性压踩。

要注意节律性，不可将施术者全身体重一下全部作用于患者，而应该视情况加力。主要用于足底部的广泛区域，特别是前足底与足趾。

11)一指禅推法

手握空拳，拇指自然伸直盖住拳眼(使拇指位于示指第二节处)，用大拇指指端螺纹面或偏峰着力于反射区位置，沉肩垂肘，手腕悬屈，运用腕部摆动带动拇指关节的屈伸活动，使所产生的功力轻重交替，持续不断地作用于足部反射区位置。

2.特殊的按摩手法

1)单示指扣拳法、示指单勾法

操作者的中指、无名指、小指第一、二指关节各屈曲90° 紧扣掌心；示指第1、2指关节屈曲90° 平行放在其他弯曲的3指之上，并使屈曲的示指与第二掌指关节保持呈直线状态。拇指指关节屈曲后放于示指末节指骨的下方。

2)扣指法

操作者的示指、中指、无名指、小指的第1指关节屈曲45° 左右，拇指指腹与屈曲4指相对，虎口略大。

3)双指钳法

操作者的无名指、小指第一、二指关节各屈曲90° 紧扣于掌心，中指微屈后插入到被按摩足趾与另一足趾之间作为衬托，示指第1指关节屈曲90° ，第2指关节的尺侧面(靠小指侧)放在要准备按摩的反射区上，拇指指腹紧按在示指第2指关节的桡侧面上，借拇指指关节的屈伸动作按压示指第二指关节刺激反射区。

4)单示指钩掌法

操作者的中指、无名指、小指的第一、二指关节屈曲90° 紧扣于掌心，示指第1指关节屈曲90° ，第2指关节屈曲45° ，示指末节指腹指向掌心，拇指指关节微屈，虎口开大，形成与示指对持的架势，形似一镰刀状。

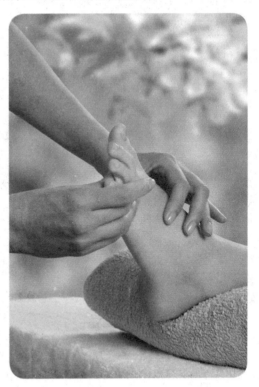

5)拇指推掌法、拇指平推法

操作者的示指、中指、无名指、小指的第一、二指关节微屈，拇指指腹与其他4指对掌，虎口开大。

6)捏指法

操作者的示指、中指、无名指、小指的第一、二指关节微屈，拇指指腹与其他4指指腔相对，虎口略开。

7)双指上推法

操作者双手的示指、中指、无名指、小指的指关节微屈，拇指指腹朝向前方，虎口略开大。

8)扣单拇指法、屈指推法

操作者的示指、中指、无名指、小指的第一指关节屈曲45°左右，放在按摩足的适宜位置，拇指指关节屈曲90°，虎口开大。

9)拇示指扣拳法

操作者为双手，其中指、无名指、小指的第一、二指关节各屈曲90°紧扣于掌心，示指第一指关节屈曲90°，第二指关节屈曲15°左右，各呈一镰刀状，拇指指关节微屈，拇指指腹朝前。

足部按摩的操作

1.足部按摩的辅助工具

1)按摩棒

按摩棒一般为骨质、塑胶质或金属质地，前端呈弯曲状，是一种小巧玲珑、便于携带的棒状按摩器械。使用按摩棒可增强按摩力度，减少人手的劳动强度，凡是手法按摩所能涉及的足部穴位、经络和反射区，均可用按摩棒配合实施。按摩棒在进行足部经络按摩时，应注意防止力度过大。

2)按摩板

足部按摩踏板是专门用来做足部按摩的器具。它设计了适合刺激足底及足部内、外侧部分反射区的一些大小不同、形状各异的突起。按摩时，将足部反射区尽量与突起位置贴合。坐着时借助下肢蹬踩的力量，站着时借助身体的重量，对足底进行刺激以达到保健治疗的功效。电动足部按摩踏板可以加大足部的按摩力度，非常适合脑血管患者自我按摩保健。由于足部按摩踏板保健效果较好，且操作简便，可以随时随地进行按摩，所以很多人将它当作家庭保健按摩的必备器具。

3)牙签或发夹

可用10根牙签捆成一束，或用发夹的钝头代替拇指按压穴区，按压几次后应暂停一会儿再压。急性疼痛者用尖头刺激，慢性疼痛者用钝头刺激，每次刺激3秒钟，可反复进行。

4)烟或艾条

用点燃的香烟或艾条，熏灼足部穴位或反射区，可代替手进行按摩。需要注意的是，烟头与皮肤的距离最好在1～1.5厘米，当皮肤有灼热感时，应立即将香烟或艾条移开，可重复6～7次。此法简单方便，可常用。

5)电吹风

电吹风对准足部穴位或反射区，用热风吹，直至足部产生灼烫感时方可移开。待灼热感渐渐消失后，再接着吹第二次，如此反复进行。

6)按摩工具的选择要点

外形、大小要合手，使用方便。力度、方向、轻重调节自如，而且适合按摩脚的每个位置及骨缝等反射区。

以材质细密、自然为宜，以免刮伤皮肤，但也不能太光滑而无法用力。

选用一些简单的、日常生活中常见的用品来刺激按摩。

2.足部按摩的时间与次数

对于按摩的时间，可根据病情和具体情况选择。其目的在于能使患者达到最佳的治疗效果。下面是一些具体要求。

（1）每次按摩的总时间，一般选择半小时左右。如病情复杂或病症较重，可适度延长至40分钟。如果每次按摩时间太短，则达不到治疗效果。但如时间过长，则易引起疲劳，可见适宜的按摩时间十分重要。

（2）对于具体每个反射区的按摩时间，主要根据病症反射区的变化而调整。主要病症反射区，手力按摩5～15分钟，对于踏板按摩，一般为5分钟。

（3）每日按摩的次数，如条件允许，2次或3次为佳。

（4）最佳治疗时间，应选择睡前半小时内。

（5）按摩疗程，一般7～10天为1疗程，1～3个疗程见效，如慢性疾病，则需延长疗程。

3.足部按摩的顺序

初学者，简单易记，依序操作可以避免遗漏，从上而下、由内而外顺序导引，既可促进血液循环，又能达到"舒筋理气"的额外效果。

首先采取全足按摩。一般先从左脚开始，按摩三遍肾—输尿管—膀胱三个反射区，按脚底—脚内侧—脚外侧—脚背的顺序进行，结束时再将肾、输尿管、膀胱三个反射区按摩三遍，然后再按上述顺序按摩右脚。按摩时，大的顺序不能乱，小的变化是允许的，最后是对症按摩。

1)左足顺序

（1）用拇指指腹或单示指叩拳以轻、中、重三种不同力度在心脏反射区处定点向足趾方向推按，定点按压3～5次，用于检查心脏功能。

（2）用拇指指尖或单示指叩拳在肾上腺反射区处定点向足趾方向按压5～7次。

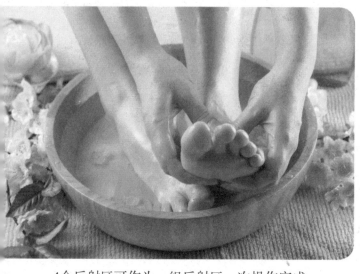

（3）用单示指叩拳在肾反射区处定点按压并由前向后推按5～7次。

（4）用单示指叩拳在输尿管反射区处开始端深压并从肾脏反射区推按至膀胱反射区5～7次。

（5）用单示指叩拳在膀胱反射区处定点按压并由前向后推按5～7次。 实际操作中，肾上腺、肾脏、输尿管、膀胱4个反射区可作为一组反射区一次操作完成。

（6）用拇指指腹或拇指指间关节背侧屈曲在三叉神经反射区处，由趾端向趾根部方向推按5～7次。

（7）用单示指叩拳在拇趾额窦反射区由内向外推压5～7次，其余的趾额窦反射区由前向后推压5~7次。

（8）用拇指或单示指叩拳在鼻反射区推压5～7次。

（9）用拇指指腹或单示指叩拳在大脑反射区由前向后推压5～7次。

（10）用拇指指端或单示指叩拳在小脑反射区定点按压，再由前向后推压5～7次。

（11）用双指钳法在颈椎反射区由后向前推压5～7次。

（12）用拇指指端在颈项反射区由外向内推压5～7次。

（13）用单示指叩拳在眼、耳反射区定点按压5～7次，或由趾端向趾跟方向推压5～7次。

（14）用单示指叩拳在斜方肌反射区由内向外压刮5～7次。

（15）用单示指叩拳在肺反射区由外向内压刮5～7次。

（16）用拇指桡侧在甲状腺反射区由后向前推按5～7次。

（17）用单示指叩拳在食道反射区由前向后推压5～7次。

（18）用单示指叩拳在肾脏、胰脏、十二指肠反射区定点按压或由前向后推按5～7次。实际操作中，胃、胰脏、十二指肠反射区可作为一组反射区一次操作完成。

（19）用单示指叩拳或拇指指腹在横结肠、降结肠、乙状结肠及直肠反射区压刮5～7次。

（20）用单示指叩拳在肛门反射区定点按压5～7次。 实际操作中，横结肠、降结肠、乙状结肠及直肠、肛门反射区可作为一组反射区一次操作完成。

（21）用双示指叩拳在小肠反射区定点按压并由前向后刮压5～7次。

（22）用单示指叩拳在生殖腺反射区定点按压5～7次。

（23）用单示指桡侧在前列腺或子宫反射区由后上向前下方刮推或用单拇指指腹推压5～7次。

（24）用拇指指腹或拇指指端在胸椎、腰椎、骶椎反射区由前向后推压5～7次。 实际操作中，胸椎、腰椎、骶椎反射区可作为一组反射区一次操作完成。

（25）用双示指桡侧在横膈反射区由反射区中点向两侧同时刮推5～7次。

（26）用单示指叩拳在上身淋巴腺反射区定点按压5～7次。

（27）用双示指桡侧在生殖腺(输卵管)反射区由反射区中点向两侧同时刮推5～7次。

（28）用单示指叩拳在下身淋巴腺反射区定点按压5～7次。 实际操作中，上身淋巴腺、下身淋巴腺反射区可作为一组反射区双手同时操作完成。

（29）用示指桡侧在尾骨(外侧)反射区由上而下再向前的刮、点、推压，5～7次。

（30）用单示指叩拳在膝关节反射区定点按压并环绕反射区半月形周边压刮5～7次。

（31）用单示指叩拳或双示指叩拳在肘关节反射区第五跖骨基底部从前、后各向中部按压5～7次。

（32）用单示指叩拳在肩关节反射区分侧、背、底三个部位由前向后各压刮5～7次或双指钳夹肩关节反射区的背部和底部5～7次。

（33）用拇指指端在躯体淋巴腺反射区背面点状反射区定点按压和用单示指叩拳在底面点大反射区定点按压各5～7次。

（34）用双拇指指端或双示指指端在扁桃体反射区同时定点向中点挤按5～7次。

（35）用拇指指端或示指指端在喉和气管反射区定点按压或按揉5～7次。

（36）用双拇指指腹在胸部反射区由前向后推按，双拇指平推1次，单拇指补推1次，各做5～7次。

（37）用单示指桡侧在内耳迷路反射区由后向前刮压5～7次。

（38）用拇指指腹在坐骨神经反射区(内、外侧)由下向上推按5～7次。

（39）重复肾脏、输尿管、膀胱三个反射区手法操作5～7次。

2)右足顺序

右足与左足有相同的反射区，也有不同的反射区。相同反射区的按摩方法同左足，不同反射区的按摩方法如下。

（1）用单示指叩拳在肝脏反射区由后向前压刮5～7次。

（2）用单示指叩拳在胆囊反射区定点深压5～7次。

（3）用单示指叩拳在盲肠及阑尾、回盲瓣反射区定点按压5～7次。

（4）用单示指叩拳或拇指指腹在升结肠反射区由后向前推按5～7次。

4.足部按摩的力度

按摩力度的大小和疗效有密切的关系，力度太小，达不到有痛感的最小刺激量，则无法达到预期的效果，不能引起适当的反应；力度过大，会造成强烈的疼痛和肌肉的损伤、神经的紧张，也可能引起自抑作用或神经麻木，使得按摩所产生的神经传输信号，无法改变病理反应所发出的紊乱传输信号。

一般指压按摩的平均力度是3～5千克，我们务必根据个人的忍耐度，在他最大的限度内，取得最好的效果，由轻到重，慢而有规律地尝试，给人又安全、又舒适的感觉。

所用的力度一定要在病人所能容忍的范围之内，千万不能只用重手法，绝对不能公式化。

5.足部按摩的方向

1)按摩方向

一般认为应从远心端向近心端按摩，以促使静脉血液和淋巴液的向心回流，有利于代谢产物及其有害物质及时排出体外；消化道的按摩应按照其生理运行方向进行，有利于食物的消化和吸收，也利有废物的排出。定点按压，到位后可向上、向下滑动或向左右旋转，有利于寻找敏感点。重点固定按摩一个主要反射区时间不宜过长，一般不超过5分钟，但应间歇性地进行按压。

另外，按摩时应尽可能采取"向心方向"，即静脉血向心脏回流的方向，以便促进血液和淋巴液的回流。

2)关于补泻

根据中医学"虚则补之，实则泻之；不虚不实，平补平泻"的原则，选用不同的手法。在足部同一个反射区或穴位实施不同的手法，产生的效果大不一样。

具体补泻手法的选择可以从以下几个方面做起。

（1）按手法方向：顺时针为补，逆时针为泻。

（2）按节奏快慢：缓慢为补，急速为泻。

（3）按手法轻重：轻者为补，重者为泻。

（4）按经络走行：顺经络为补，逆经络为泻。

（5）按血流方向：向心为补，离心为泻。

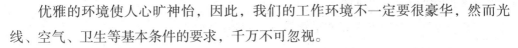

6.其他的准备工作

1)环境的布置

优雅的环境使人心旷神怡，因此，我们的工作环境不一定要很豪华，然而光线、空气、卫生等基本条件的要求，千万不可忽视。

2)卫生的要求

请被服务者洗脚，夏天可除脚臭，冬天则有温脚、润脚的目的，更重要的是，表示对工作人员的尊重。脚部生疮癣者应委婉地拒绝，以免传染别人，工作人员要养成经常洗手、经常修剪指甲的习惯，以免藏污纳垢。

3)剪指甲

请被服务者先修剪脚趾甲，以免刮伤对方。工作人员留长手指甲会刮伤别人，不适宜从事脚底按摩工作。

4)掌握病情

脸色苍白、体形瘦弱者，通常血压过低；脸色绛红、肥胖者，通常血压过高；脸白、两颊晕红者，属虚症心脏病或有严重心脏病者，不可施予强刺激。过度疲劳、饥饿、发怒、狂喜、严重出血、极度紧张、身体极虚弱或严重贫血者不宜按摩。脚部有严重静脉瘤者小心按摩，以防血管破裂严重失血，来不及救治而发生医疗纠纷。千万要记住，超出自己能力范围的情况，最好建议到医院就诊，以免耽误病情。

足部按摩的宜忌

1.足部按摩的适宜

（1）适用于一切筋伤及慢性劳损性筋伤而无皮肤破损及筋断裂的患者。

（2）适用于骨关节有错落不合缝的患者。

（3）适用于急性筋伤后或因治疗不当而引起关节僵直的患者。

（4）适用于骨折、脱位后期关节僵直及筋脉肌肉萎缩的患者。

（5）适用于因骨性关节病及痹而引起的肢体疼痛，关节活动不利的患者。

2.足部按摩的禁忌

（1）诊断上不明确的急性脊柱损伤伴有脊髓症状的病人。

（2）急性软组织损伤局部肿胀严重的患者。

（3）可疑或已经明确诊断有骨关节或软组织肿瘤的患者。

（4）骨关节结核、骨髓炎、老年性骨质疏松症等骨病患者。

（5）有严重心、脑、肺疾患的患者。

（6）有出血倾向的血液病患者。

（7）按摩位置有严重皮肤损伤或皮肤病的患者。

（8）妊娠3个月左右的孕妇。

（9）有传染病的患者。

（10）精神病疾患，又不能和医者合作的患者。

 ## 足部按摩的注意事项

1)按摩时间的长短

应以被按摩者的体质、双脚所反映的病理反应现象，来决定时间的长短。时间的增减，有时会影响按摩的效果。

2)油膏的使用

使用油膏，一方面是避免手足之间的摩擦，造成皮肤的损伤；另一方面，油膏的香味使人放松，也可以减轻病人排毒时脚部所释出的臭味，这是对双方都有益的一项保护措施。

3)工具的使用

使用工具是为了省力方便，避免用力不当伤害了指关节，甚至手指变形。一般的做法，对老弱妇孺不使用工具，而用手做，小孩子的脚很嫩、很小，所以用手的指腹做较适宜；一只手协助固定，另一只手做按摩，固定手做支点要随着孩子的脚摆动。为了不引起孩子的情绪紧张和挣扎，不要将他的脚固定在某个姿势，一定要顺着他的动作，不能跟他对抗或想把他紧紧地抓牢，免得关节扭伤或脱位而没能察觉，造成日后腿部关节发育上的伤害。

4)力度与反应

随时注意被按摩者的表情、气色的改变、忍受程度，脚有没有逐渐温热红润的"得气"现象，来调整力度的大小，不要只是忙碌地盯着脚用力，应随时观察对方的反应。

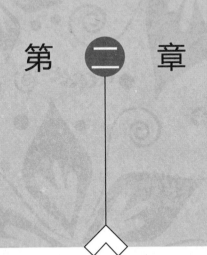

第 二 章

足部按摩的穴位

ZU BU AN MO DE XUE WEI

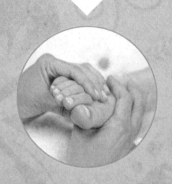

◉ 足部经穴

1.足内侧面

(1)三阴交

定位：在小腿内侧，于足内踝尖上3寸，胫骨内侧缘后方。

主治：腹胀，肠鸣，消化不良，水肿，黄疸，痢疾，月经不调，痛经，经闭，阳痿，疝气，小便不利，遗尿，头痛，失眠，神经性皮炎，脚气等。

手法：按揉10~50次。

(2)商丘

定位：在内踝前下方凹陷中，于舟骨结节与内踝尖连线的中点处。

主治：腹胀，腹泻，便秘，黄疸，足踝痛等。

手法：按揉10~30次。

(3)公孙

定位：在足内侧缘，于第一跖骨基底部前下方凹陷中。

主治：胃痛，呕吐，腹痛，腹泻，痢疾等。

手法：按揉10~30次。

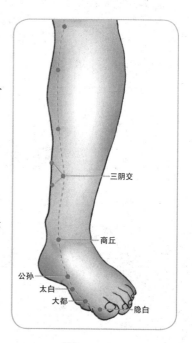

(4)太白

定位：在足内侧缘，于第一跖趾关节后下方赤白肉际凹陷处。

主治：胃痛，腹胀，腹痛，嗝气，消化不良等。

手法：点揉10~30次。

(5)大都

定位：在足内侧缘，于第一跖趾关节前下方赤白肉际凹陷处。

主治：腹胀，胃痛，呕吐，腹泻，便秘，热病等。

手法：按揉10~30次。

(6)隐白

定位：在足大趾末关节内侧，距趾甲角0.1寸处。

主治：月经过多，崩漏，腹胀，便血，尿血，癫狂，多梦，惊风等。

手法：掐按10~30次。

(7)交信

定位：在小腿内侧，于太溪穴直上2寸，复溜前0.5寸，胫骨内侧缘的后方。

主治：月经过多，崩漏，子宫下垂，疝气，腹泻，便秘等。

手法：按揉10~30次。

(8)复溜

定位：在小腿内侧，于太溪穴直上2寸，跟腱的前方。

主治：水肿，腹胀，腹泻，盗汗，热病汗不出，下肢痿痹等。

手法：按揉10~30次。

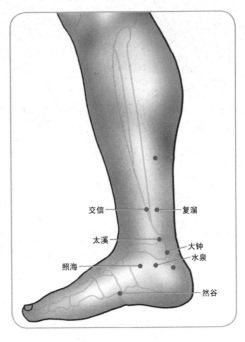

(9)照海

定位：在足内侧，内踝尖下方凹陷中。

主治：月经不调，带下，子宫下垂，小便频数，小便不通，便秘，咽喉干痛，癫痫，失眠等。

手法：按揉10~30次。

(10)水泉

定位：在足内侧，内踝后下方，于太溪穴直下1寸，跟骨结节的内侧凹陷处。

主治：月经不调，痛经，闭经，子宫下垂，小便不利等。

手法：按揉10~30次。

(11)大钟

定位：在足内侧，内踝后下方，于太溪穴直下0.5寸，跟腱附着的内侧前方凹陷处。

主治：咳嗽，咳血，上气，气喘，月经不调，二便不利等。

手法：按揉10~30次。

(12)太溪

定位：在足内侧，内踝后下方，于内踝尖与跟腱之间的凹陷中。

主治：月经不调，遗精，阳痿，小便频数，便秘，糖尿病，咯血，气喘，头痛，眩晕，耳鸣，咽喉肿痛等。

手法：捏揉10~30次。

(13)然谷

定位：在足内侧，足舟骨粗隆下方，赤白肉际处。

主治：月经不调，带下，遗精，糖尿病，腹泻，咯血，咽喉肿痛，小便不利等。

手法：按揉10~30次。

2.足外侧面

(1)跗阳

定位：在小腿后面，外踝后，昆仑穴直上3寸。

主治：头重，头痛，腰腿痛，下肢瘫痪，外踝红肿疼痛。

手法：按揉10~30次。

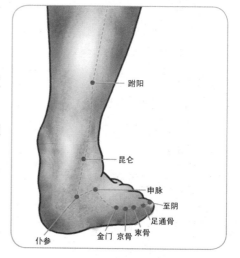

(2)昆仑

定位：在足部外踝后方，于外踝尖与跟腱之间的凹陷处。

主治：头痛，项强，目眩，鼻衄，疟疾，肩背拘急，腰痛，脚跟痛，小儿痫证，滞产。

手法：拿捏30~50次。

(3)仆参

定位：在足外侧部，外踝后下方，昆仑直下，跟骨外侧，赤白肉际处。

主治：下肢痿弱，乱筋，霍乱，膝肿，足跟痛，癫痫。

手法：按压30~50次。

(4)申脉

定位：在足外侧部，外踝直下方凹陷中。

主治：癫狂，痫症，头痛，眩晕，失眠，嗜睡，腰痛，足外翻，足内翻，不能久立坐，目赤肿痛，项强。

手法：按压30~50次。

(5)金门

定位：在足外侧，于外踝前缘直下，骰骨下缘处。

主治：癫痫，小儿惊风，腰痛，外踝痛，下肢痹痛。

手法：按压30~50次。

(6)京骨

定位：在足外侧，第五跖骨粗隆下方，赤白肉际处。

主治：头痛，项强，目翳，目赤肿痛，小便不利，癫狂，痫证，腰腿痛，脚挛痛，毒蛇咬伤，足麻木发冷。

手法：按揉10~30次。

(7)束骨

定位：在足外侧，第五跖趾关节的后方，赤白肉际处。

主治：癫狂，痫证，头痛，项强，目眩，腰背痛，下肢后侧痛，足背肿痛，毒蛇咬伤。

手法：按揉10~30次。

(8)足通谷

定位：在足外侧，第五跖趾关节的前方，赤白肉际处。

主治：头痛，落枕，鼻塞，鼻衄，目眩，癫狂，足背肿痛、麻木。

手法：按揉10~30次。

(9)至阴

定位：在足小趾末节外侧，距趾甲角0.1寸处。

主治：头痛，目眩，目赤肿痛，鼻塞，鼻衄，足下热，胞衣不下，胎位不正，难产。

手法：按揉5~10次。

3.足背部

(1)中封

定位：在足背侧，于足内踝前，商丘与解溪连线之间，胫骨前肌腱的内侧凹陷处。

主治：疝气，遗精，阴茎痛，小便不利，黄疸，胸腹胀满，腰痛，足冷，内踝肿痛。

手法：按揉10~30次。

(2)太冲

定位：在足背侧，第一、二跖骨结合部之前凹陷中。

主治：头痛，眩晕，中风昏迷，小儿惊风，癫狂，痫证；胆囊炎，胆石症，胆绞痛，口苦，黄疸，呕逆；疝气，阳痿，阳强不倒，遗精，排尿困难，月经不调，赤白带下，恶露不止；目赤肿痛，目翳，老年性白内障，近视，青光眼；咽痛咽干；腰痛，膝股内侧痛，足背肿，下肢痿痹。

手法：按揉10~30次。

(3)行间

定位：在足背侧，于第1、2趾间，趾蹼缘的后方赤白肉际处。

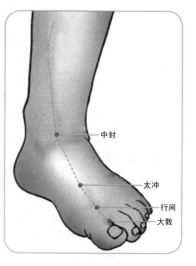

主治：头痛，眩晕，中风，目赤肿痛，青光眼，目翳，口眼歪斜，癫痫；月经过多，闭经，痛经，阴中痛，赤白带下，疝气，遗精，淋证；胸胁胀痛，呃逆；膝肿，下肢内侧痛，足背肿痛。

手法：点按10~30次。

(4)大敦

定位：在足大趾末节外侧，距趾甲角0.1寸。

主治：疝气，阴中痛，缩阴症，月经不调，血崩，尿血，遗尿，排尿困难，淋症，癫狂，痫证，足背肿痛，足趾麻木，毒蛇咬伤。

手法：掐按10~30次。

(5)解溪

定位：在足背与小腿交界处的横纹中央凹陷中，于拇长伸肌腱与趾长伸肌腱之间。

主治：头痛，眩晕，头面浮肿，面赤，目赤肿痛，腹胀便秘，胃热谵语，眉棱骨痛，下肢痿痹，足踝肿痛，癫疾。

手法：点按30~50次。

(6)冲阳

定位：在足背最高处，于踇长伸肌腱与趾长伸肌腱之间，足背动脉搏动处。

主治：胃痛，腹胀，消化不良，口眼歪斜，面肿，齿痛，足痿无力，脚背红肿，易惊恐昏迷。

手法：点按10~30次。按揉时应避开动脉。

(7)陷谷

定位：在足背，于第二、三跖骨结合部前方凹陷处。

主治：腹胀，腹痛，肠鸣，水肿，足背肿痛。

手法：按揉10~30次。

(8)内庭

定位：在足背，于第二、三趾间，趾蹼缘后方赤白肉际处。

主治：头痛，眩晕，齿痛，口眼歪斜，鼻衄，咽喉肿痛，腹痛，腹胀，泄泻，痢疾，足背肿痛，热病。

手法：按揉10~30次。

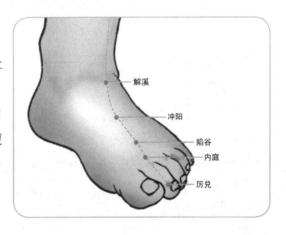

(9)厉兑

定位：在足第二趾末节外侧，距趾甲角0.1寸处。

主治：热病昏迷，中风闭症，面肿，口眼歪斜，齿痛，鼻衄，鼻流黄涕，胸腹胀满，下肢麻木、厥冷，足背肿痛。

手法：用拇指指甲掐按5~10次。

(10)悬钟

定位：在小腿外侧，于外踝尖上3寸，腓骨前缘。

主治：颈项强痛，半身不遂，胁肋胀痛，腰腿痛，踝关节扭伤，脚气。

手法：按揉30~50次。

(11)丘墟

定位：在足外踝前下方，于趾长伸肌腱的外侧凹陷处。

主治：偏头痛，目赤，目翳，颈项痛，腋下肿痛，胸胁痛，中风偏瘫，下肢痿痹，外踝肿痛，疟疾，疝气。

手法：点按30~50次。

(12)足临泣

定位：在足背外侧，第四、五跖骨基底部结合处前缘，小趾伸肌腱外侧凹陷中。

主治：头痛，目外眦痛，目眩，迎风流泪，胁肋痛，急性扁桃体炎，乳痛，疟疾，赤白带下，少腹痛，中风偏瘫，麻木不仁，足背肿痛。

手法：点按10~30次。

(13)地五会

定位：足背外侧，第四跖趾关节的后方，第四、五跖骨之间，小趾伸肌腱的内侧缘。

主治：头痛，目赤肿痛，耳鸣，耳聋，胁肋痛，腋肿，乳痈，足背肿痛。

手法：点按10~30次。

(14)侠溪

定位：在足背外侧，于第四、五趾间，趾蹼缘后方赤白肉际处。

主治：头痛，眩晕，目外眦痛，耳鸣，耳聋，胸胁痛、膝股痛，足背肿痛，毒蛇咬伤，下肢麻木。

手法：点按10~30次。

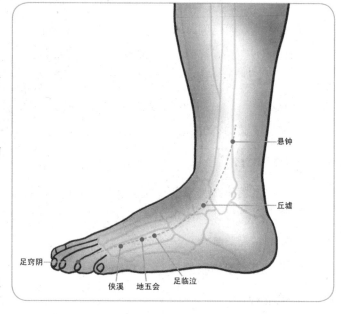

(15)足窍阴

定位：在足第四趾末节外侧，距趾甲角0.1寸处。

主治：热病昏迷，中风闭症，偏头痛，目赤肿痛，目眩，耳鸣，耳聋，咽喉肿痛，胸胁痛，足背肿痛。

手法：用拇指指甲掐按5~10次。

4.足底部

涌泉

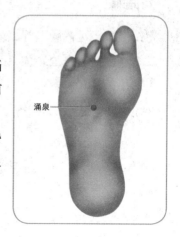

定位：在足底部，足趾跖屈时，足前部凹陷处，约在足底第二、三趾趾缝纹端与足跟连线的前1/3与后2/3交点处。

主治：头顶痛，头晕，眼花，咽喉肿痛，昏厥，小儿惊风，癫疾，霍乱转筋，舌干，失音，足心热，小便不利，大便难。

手法：按揉50~100次，或擦热为止。

 足部奇穴

足部和手部一样，除分布有许多重要的经穴外，还分布有许多81常用的奇穴，常用的有足内侧13穴，足外侧8穴，足背17穴和足底7穴。

1.足内侧面

(1)承命

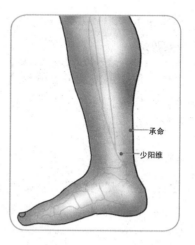

定位：位于太溪穴直上3寸，跟腱前缘处。

主治：癫狂，痫证，下肢浮肿。

手法：按揉30~50次。

(2)内踝上

定位：位于三阴交穴下2寸，胫骨内侧面后缘处。

主治：踝关节肿痛，漏疮，滞产。

手法：按揉30~50次。

(3)少阳维

定位：位于太溪穴直上1寸，太溪与复溜穴连线中点处。

主治：脚气，下肢慢性湿疹，下肢麻痹。

手法：按揉30~50次。

(4)脾脉

定位：位于足内踝上缘，直对内踝高点之凹陷处。

主治：腰痛，恶疮，溃烂，小腿肚痉挛，踝关节肿痛。

手法：按揉30~50次。

(5)内踝尖

定位：位于足内踝之高点上。

主治：小儿不语，霍乱转筋，牙痛，咽喉肿痛，扭伤，赤白带下。

手法：按揉30~50次。

(6)内昆仑

定位：位于内踝与跟腱之间凹陷中，与昆仑相对处。

主治：小腿肚痉挛，四肢厥冷，呕吐，生殖器官疾病，小儿阴肿。

手法：按揉30~50次。

(7)足太阴

定位：位于内踝下缘后约1寸凹陷处，太溪穴下方稍前。

主治：难产，胞衣不下，淋病，子宫痉挛，子宫内膜炎。

手法：按揉30~50次。

(8)营池

定位：位于足内踝下缘前后之凹陷中。

主治：崩漏，月经过多，赤白带下，子宫内膜炎，便血。踝关节扭伤、肿痛。

手法：按揉30~50次。

(9)漏阴

定位：位于足内踝下缘下0.5寸处。

主治：赤白带下，产后恶露不尽。

手法：按揉30~50次。

(10)踝下

定位：位于足内侧，内踝尖直下赤白肉际处。

主治：水肿，足肿痛。

手法：按揉30~50次。

(11)阴阳

定位：位于足蹈趾内侧，趾关节横纹头处赤白肉际处。

主治：赤白带下，泄泻，肠疝痛，子宫内膜炎。

手法：按揉30~50次。

(12)然后

定位：位于足内侧，舟骨粗隆后下方凹陷中。

主治：腹胀，腹痛，呕吐，消化不良，足肿痛。

手法：按揉30~50次。

(13)华佗

定位：位于足蹈趾内侧趾甲角旁开0.5寸，即隐白穴旁开0.4寸处。

主治：神经痛，副睾丸炎，男子疝气，阴囊肿大。

手法：按揉30~50次。

2.足外侧面

(1)外踝上

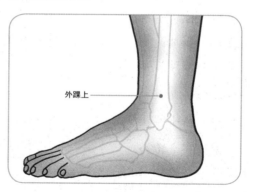

外踝上

定位：位于外踝高点直上3寸处。

主治：脚气，偏瘫，下肢痹痛。

手法：按揉30~50次。

(2)瘰疬灸

定位：位于小腿外侧，外踝高点直上2.5寸、3寸、3.5寸处。

主治：瘰疬(颈、腋处淋巴结硬肿)。

手法：按揉30~50次。

(3)足太阳

定位：位于足外踝下缘后约1寸凹陷中。

主治：头痛，眩晕，脚气，踝关节肿痛，消渴，淋病，疝气，胞衣不下。

手法：按揉30~50次。

(4)下昆仑

定位：位于足外踝高点下1寸，跟腱前缘凹陷中。

主治：各种风证，痹证，半身不遂，脚肿痛。

手法：按揉30~50次。

(5)外踝尖

定位：位于足外踝高点处。

主治：牙痛，牙痈，小儿重舌，咽喉肿痛，淋证，脚气，痹症，脚趾拘挛。

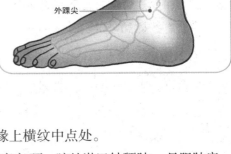

手法：按揉30~50次。

(6)泉生足

定位：位于足跟正中线跟腱上，跟骨上缘上横纹中点处。

主治：呕吐，吞酸，腰痛，难产，脑疾，瘰疬(颈、腋处淋巴结硬肿)，足跟肿痛。

手法：按揉30~50次。

(7)女膝

定位：位于足跟正中线上赤白肉际处。

主治：霍乱转筋，牙痛，牙龈炎，牙周炎，癫狂，痫证。

手法：按揉30~50次。

(8)足踵

定位：位于女膝穴直下，足跟下缘处。

主治：霍乱转筋。

手法：按揉30~50次。

女膝（足踵）

3.足背部

(1)曲尺

定位：位于足背横纹上，胫骨前肌腱与拇长伸肌腱之间凹陷中。

主治：腹胀，绕脐痛，小腹痛，腰痛，遗精。

手法：按揉30~50次。

(2)鞋带

定位：位于足背解溪穴下3分处。

主治：小儿惊风，角弓反张。

手法：按揉30~50次。

(3)内太冲

定位：位于足背踇长伸肌腱内侧，与太冲穴相平处凹陷中。

主治：疝气上冲，呼吸困难，心慌不安，失眠。

手法：按揉30~50次。

(4)足阳明

定位：位于足背，踇趾尖端直上3寸处。

主治：狂走，惊，恍惚，半身不遂。

手法：按揉30~50次。

(5)足厥阴

定位：位于足背，第一、二趾关节中点处。

主治：消渴，心脑血管疾病。

手法：按揉30~50次。

(6)拇趾表横纹

定位：位于足踇趾背侧，趾关节横纹中点处。

主治：淋病，睾丸炎，肠疝痛，腰痛。

手法：按揉30~50次。

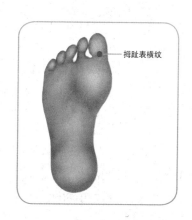

拇趾表横纹

(7)甲根

定位：位于足大踇趾背侧，趾甲根中点处。

主治：中风，脐疝，胸痛。

手法：按揉30~50次。

(8)足少阳

定位：位于足背，第二趾正中线上，跖趾关节后方1寸处。

主治：胆病，腹中不适，癫狂，痫证。

手法：按揉30~50次。

(9)遗尿灸

定位：位于足大趾外侧，第二趾内侧与足大趾第一节趾骨中点相平处。

主治：遗尿。

手法：按揉30~50次。

(10)八风

定位：位于足背各趾缝缝纹端处。

主治：头痛，牙痛，疟疾，足背肿痛，脚气，毒蛇咬伤，月经不调。

手法：按揉30~50次。

(11)二趾上

定位：位于足背，内庭与陷谷的连线上，内庭穴上1寸处。

主治：水肿，牙龈炎，衄血，肠疝痛，足背红肿。

手法：按揉30~50次。

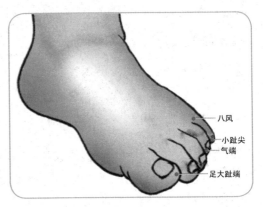

八风
小趾尖
气端
足大趾端

(12)通理

定位：位于足背，小趾正上方，第五跖趾关节上2寸处。

主治：崩漏，月经过多。

手法：按揉30~50次。

(13)阴独

定位：位于第四、五趾间，侠溪穴微前处。

主治：月经不调，足背肿痛。

手法：按揉30~50次。

(14)足大趾端

定位：位于足大趾尖端。

主治：湿热郁滞引起的便血；足踝脓肿。

手法：按揉30~50次。

(15)小趾尖

定位：位于足小趾尖端。

主治：头痛，眩晕，难产，消渴。

手法：按揉30~50次。

(16)气端

定位：位于足十趾之尖端，包括足大趾端，小趾尖。

主治：脚气，足趾麻木、疼痛，热病，昏厥，脑中风。

手法：按揉30~50次。

(17)内至阴

定位：位于足小趾内侧趾甲角0.1寸处，与至阴穴相对。

主治：小儿惊风，脏腑燥热。

手法：按揉30~50次。

4.足底部

(1)安眠

定位：位于足底后跟部中央。

主治：脚底痛，失眠。

手法：按揉30~50次。

(2)足心

定位：位于足底，第二趾尖端至足跟后缘连线之中点处。

主治：小腹痛，崩漏，头昏，头痛，昏厥，小儿搐搦，下肢痉挛，足底疼痛。

手法：按揉30~50次。

(3)前后隐珠

定位：位于足底部，涌泉穴前后各0.5寸处。

主治：头痛，眩晕，心悸，怔忡，小儿惊风，足底肿痛、麻木，下肢痉挛，脚部疔疮。

手法：按揉30~50次。

(4)节纹

定位：位于足底，足大趾根部与脚掌相交接之横纹的中点处。

主治：癫痫。

手法：按揉30~50次。

(5)食伤名灸

定位：位于足底，第二跖趾关节处。

主治：伤食，呕吐，腹痛。

手法：按揉30~50次。

(6)里内庭

定位：位于足底，第二、三跖趾关节前方，与内庭穴相对处。

主治：急性胃痛，癫痫，小儿惊风，五趾尽痛。

手法：按揉30~50次。

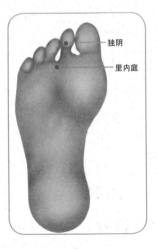

独阴

里内庭

(7)独阴

定位：位于第二趾跖侧面，远端趾关节横纹中点处。

主治：突发心痛，胸胁痛，呕吐，吐血，死胎，胞衣不下，月经不调，疝气。

手法：按揉30~50次。

足部新穴

(1)1号穴

定位：位于足底后缘中点直上1寸。

主治：感冒，头痛，上颌窦炎，鼻炎。

手法：按揉30~50次。

(2)2号穴

定位：足底后缘中点直上3寸，内旁开1寸。

主治：三叉神经痛。

手法：按揉30~50次。

(3)3号穴

定位：足底后缘中点直上3寸，即外踝与内踝连线足底之中点。

主治：神经衰弱，癔病，失眠，低血压，昏迷。

手法：按揉30~50次。

(4)4号穴

定位：足底后缘中点直上3寸，外旁开1寸。

主治：肋间神经痛，胸闷，胸痛。

手法：按揉30~50次。

(5)5号穴

定位：足底后缘中点直上4寸，外旁开1.5寸。

主治：坐骨神经痛，阑尾炎，胸痛。

手法：按揉30~50次。

(6)6号穴

定位：足底后缘中点直上5寸，内旁开1寸。

主治：痢疾，腹泻，十二指肠溃疡。

手法：按揉30~50次。

(7)7号穴

定位：足底后缘中点直上约5寸处。

主治：哮喘，脑发育不全。

手法：按揉30~50次。

(8)8号穴

定位：7号穴外旁开1寸。

主治：神经衰弱，癫痫，神经官能症。

手法：按揉30~50次。

(9)9号穴

定位：拇趾与第二趾间后4寸。

主治：痢疾，腹泻，子宫炎。

手法：按揉30~50次。

(10)10号穴

定位：涌泉穴内旁开1寸。

主治：胃肠炎，胃痉挛。

手法：按揉30~50次。

(11)11号穴

定位：涌泉穴外旁开2寸。

主治：肩痛，荨麻疹。

手法：按揉30~50次。

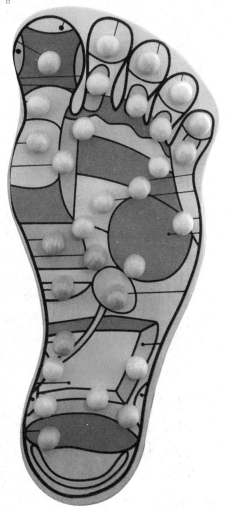

(12)12号穴

定位：踇趾与第二趾间后1寸。

主治：牙痛。

手法：按揉30~50次。

(13)13号穴

定位：足底小趾跖关节横纹中点后1寸。

主治：牙痛。

手法：按揉30~50次。

(14)14号穴

定位：小趾跖关节横纹中点处。

主治：遗尿，尿频。

手法：按揉30~50次。

(15)15号穴

定位：踝关节横纹中点下5分两旁的凹陷中。

主治：腰腿痛，腓肠肌(小腿肚)痉挛。

手法：按揉30~50次。

(16)16号穴

定位：足内侧舟骨突起上凹陷中。

主治：高血压病，腮腺炎，急性扁桃体炎。

手法：按揉30~50次。

(17)17号穴

定位：踝关节横纹中点下2.5寸。

主治：心绞痛，哮喘，感冒。

手法：按揉30~50次。

(18)18号穴

定位：足背第一跖骨头内前凹陷中。

主治：胸闷，胸痛，急性腰扭伤。

手法：按揉30~50次。

(19)19号穴

定位：足背第二、三趾间后3寸。

主治：头痛，中耳炎，急慢性胃肠炎，胃及十二指肠溃疡。

手法：按揉30~50次。

(20)20号穴

定位：足背第三、四趾间后2寸。

主治：落枕。

手法：按揉30~50次。

(21)21号穴

定位：足背第四、五趾后0.5寸。

主治：坐骨神经痛，腮腺炎，扁桃体炎。

手法：按揉30~50次。

(22)22号穴

定位：足背第一、二趾间后1寸。

主治：急性扁桃体炎，流行性腮腺炎，高血压病。

手法：按揉30~50次。

(23)23号穴

定位：拇长伸肌腱内侧跖趾关节处。

主治：急性扁桃体炎，流行性腮腺炎，高血压病，结节性痒症，湿疹，荨麻疹。

手法：按揉30~50次。

(24)24号穴

定位：第二趾远端趾关节内侧赤白肉际处。

主治：头痛，中耳炎。

手法：按揉30~50次。

(25)25号穴

定位：第三趾远端趾关节内侧赤白肉际处。

主治：头痛。

手法：按揉30~50次。

(26)26号穴

定位：第四趾的远端趾关节内侧赤白肉际处。

主治：头痛，低血压病。

手法：按揉30~50次。

(27)27号穴

定位：太白穴与公孙穴连线的中点。

主治：癫痫，瘛病，腹痛。

手法：按揉30~50次。

(28)28号穴

定位：足内侧舟状骨突起下后陷中。

主治：痛经，功能性子宫出血，附件炎等。

手法：按揉30~50次。

(29)29号穴

定位：内踝正中直下2寸处。

主治：功能性子宫出血，气管炎，哮喘。

手法：按揉30~50次。

(30)30号穴

定位：足外踝后上方1.5寸处。

主治：坐骨神经痛，腰痛，头痛。

手法：按揉30~50次。

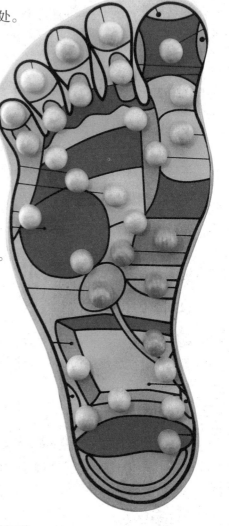

足部反射区

足部反射区排列是有规律的，基本是与人体解剖部位相一致，是按人体实际位置上下、左右、前后顺序精确排列的，所以，不同反射区的配应就能对身体起到相应的调理与治疗作用。

(1)大脑

定位：位于双足大拇趾第一节底部肉球处。左半大脑反射区在右足上，右半大脑反射区在左足上。

主治：头痛、头晕、头昏、失眠、高血压、脑血管病变、脑性偏瘫、视觉受损、神经衰弱、帕金森病等。

手法：单示指叩拳法，由足大趾顶端向足跟压刮3～5次。

(2)额窦

定位：位于双足的五趾靠尖端约1厘米的范围内。左额窦反射区在右足上，右额窦反射区在左足上。

主治：前头痛、头顶痛，眼、耳、鼻和鼻窦的疾患。

手法：单示指叩拳法，用一手固定足趾，从足大趾的额窦外缘向内按摩3～5次。其余足趾的额窦由足尖向足跟按摩3～5次。

(3)小脑、脑干

定位：位于双足足大趾趾腹根部，靠近第二趾骨处。左小脑、脑干反射区在右足上，右小脑、脑干反射区在右足上。

主治：头痛、头晕、失眠、记忆力减退及小脑萎缩引起的共济失调、帕金森病。

手法：用扣指法，直接由足尖向足跟按压5～10次。

(4)垂体

手法：位于足底双拇趾趾腹的中间偏内侧一点(在脑反射区深处)。

主治：内分泌失调的疾患、甲状腺、甲状旁腺、肾上腺、性腺、脾、胰腺、功能失调等，小儿生长发育不良、遗尿、更年期综合征等疾病。

手法：握足扣指法，吸定按揉5～10次，稍用力，有酸痛感为宜。

(5)三叉神经

定位：位于双足拇趾第一节的外侧约45°角，在小脑反射区前方。左侧三叉神经反射区在右足上，右侧三叉神经反射区在左足上。

主治：偏头痛、眼眶痛、牙痛、面神经麻痹及面颊、唇鼻之诱发的神经痛等。

手法：用中指或拇指指端按揉30~50次。

(6)鼻

定位：位于双足蹞趾腹内侧延伸到蹞趾甲的根部，第一趾间关节前。左鼻的反射区在右足上，右鼻的反射区在左足上。

主治：急、慢性鼻炎、过敏性鼻炎、鼻衄、鼻窦炎、鼻息肉、上呼吸道疾患等。

　　手法：用扣指法或捏指法，足内侧的鼻反射区由足跟向足尖方向刺激3～5次。足大趾背的鼻反射区由内向外刺激3～5次。

左脚反射区

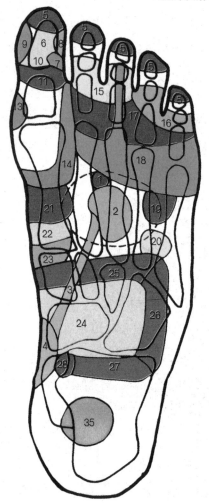

1. 肾上腺
2. 肾
3. 输尿管
4. 膀胱
5. 额窦（右侧）
6. 垂体
7. 小脑及脑干（右侧）
8. 三叉神经（右侧）
9. 鼻（右侧）
10. 头部（右半部）
11. 颈项（右侧）
13. 甲状旁腺
14. 甲状腺
15. 眼（右侧）
16. 耳（右侧）
17. 斜方肌
18. 肺及支气管
19. 心
20. 脾
21. 胃
22. 胰
23. 十二指肠
24. 小肠
25. 横结肠
26. 降结肠
27. 乙状结肠及直肠
28. 肛门
34. 腹腔神经丛
35. 生殖腺

(7)颈项

　　定位：位于双足底大踇趾根部。左侧颈项反射区在右足上，右侧颈项反射区在左足上。

　　主治：颈部酸痛、颈部僵硬、颈部软组织损伤、高血压、落枕、颈椎病及消化道疾病。

　　手法：扣指法自上而下压刮3～5次。

(8)眼

定位：位于双足第二趾与第三趾中部与根部(包括足底和足背两个位置)。左眼反射区在右足上，右眼反射区在左足上。

主治：结膜炎、角膜炎、近视、老花眼、青光眼、白内障等眼疾和眼底的病变。

手法：由足底第二、三足趾掌面推按3～5次。

(9)耳

定位：位于双足第四趾与第五趾的中部和根部(包括足底和足背两个位置)。左耳反射区在右足上，右耳反射区在左足上。

主治：各种耳疾(中耳炎、耳鸣、耳聋等)及鼻咽癌、眩晕、晕车、晕船等。

手法：由足底第四、五趾掌面推按3～5次。

(10)肩

定位：位于双足足底外侧，小趾骨与跖骨关节处，及足背的小趾骨外缘与凸起趾骨与跖骨关节处。左肩反射区在右足，右肩反射区在左足。

主治：肩周炎、肩颈综合征、手臂麻木，习惯肩关节脱臼、髋关节疾患。

手法：用单示指扣拳法，可在关节突起的足背缘、正中、足底、前缘由足趾向足跟方向各压刮3～5次。

(11)斜方肌

定位：位于双足底眼、耳反射区下方宽约一指的横带状区域。

主治：颈、肩、背疼痛、手无力、酸麻、落枕等疾患。

手法：用中指或拇指指端按揉30~50次。

(12)甲状腺

定位：位于双足底第一跖骨与第二跖骨之间以及第一跖骨远侧部连成带状。

主治：甲状腺本身的疾患(如甲状腺功能亢进、甲状腺功能减退、甲状腺炎、甲状腺肿大等)，能促进小孩长高，治疗心脏病、肥胖症等。

手法：由足跟向趾端方向弧形压刮4～5次。

(13)甲状旁腺

定位：位于双足内侧缘第一跖趾关节前方的凹陷处。

主治：甲状旁腺功能亢进或低下、佝偻病、低钙性肌肉痉挛、白内障、心悸、失眠、癫痫等疾患。

手法：用中指或拇指指端按揉30~50次。

(14)肺、支气管

定位：位于斜方肌反射区后方，自甲状腺反射区向外到肩反射区处约一横指宽的带状区域。支气管敏感带位于肺反射区中部向第三趾延伸之区带。

主治：肺与支气管的病变(如肺炎、支气管炎、肺结核、哮喘等)、鼻病、皮肤病、心脏病、便秘、腹泻等。

手法：用中指或拇指指端按揉30~50次。

(15)胃

定位：位于双足底第一跖趾关节后方约一横指幅宽。

主治：胃部疾患(如胃炎、胃溃疡、胃胀气、胃肿瘤、胃下垂等)、消化不良、胰腺炎、糖尿病、胆囊疾患等。

手法：用单指扣拳法或捏指法，由足大趾向足跟方向，由轻渐重推压3~5次。

(16)十二指肠

定位：位于双足底第一跖骨近端，胃反射区之下方。

主治：十二指肠疾病(十二指肠炎、十二指肠溃疡、十二指肠憩室等)、腹部饱胀、消化不良等。

手法：单指叩拳法，由脚趾向脚跟方向推压3~5次。

(17)胰

定位：位于双足底第一跖骨体中下段胃反射区与十二指肠反射区交汇处。

主治：胰腺本身的疾病(如胰腺炎、胰腺肿瘤等)、消化不良和糖尿病。

手法：用捏指法，由足大趾向足跟方向推压3~5次。

(18)肝

定位：位于右足底第四、五跖骨间肺反射区的下方及足背上与该区域相对应的位置。

主治：肝脏本身的疾患(如肝炎、肝硬化、中毒性肝炎、肝功能不全等)、血液方面的疾病、高血脂、扭伤、眼疾、眩晕、指甲方面的疾病、肾脏疾患等。

手法：用双指扣拳法，自足跟向趾端压刮3~5次。

(19)胆囊

定位：右足底第三、四趾间划一竖线，肩关节反射区划一横线，两线的交界处即为胆囊反射区。

主治：胆囊本身的疾病(如胆囊炎、胆石症)、肝脏疾患、失眠、惊恐不宁、肝胆湿热引起的皮肤病、痤疮等。

手法：用单指扣拳法，吸定按揉5~10次。

右脚反射区

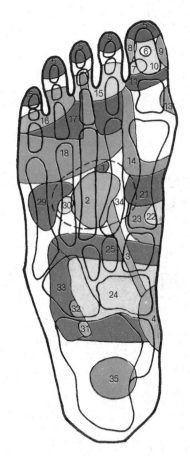

1. 肾上腺
2. 肾
3. 输尿管
4. 膀胱
5. 额窦（左侧）
6. 垂体
7. 小脑及脑干（左侧）
8. 三叉神经（左侧）
9. 鼻（左侧）
10. 头部（左半部）
11. 颈项（左侧）
13. 甲状旁腺
14. 甲状腺
15. 眼（左侧）
16. 耳（左侧）
17. 斜方肌
18. 肺及支气管
21. 胃
22. 胰
23. 十二指肠
24. 小肠
25. 横结肠
29. 肝
30. 胆囊
31. 盲肠（及阑尾）
32. 回盲瓣
33. 升结肠
34. 腹腔神经丛
35. 生殖腺

(20)腹腔神经丛

定位：位于双足底第二、三跖骨之间，肾与胃反射区的周围。

主治：胃肠神经官能症、肠功能紊乱、生殖系统疾患、更年期综合征等。

手法：用双指扣拳，由上向下压刮。力度均匀，稍慢。

(21)肾上腺

定位：位于双足底第三跖骨与趾骨关节所形成的"人"字形交叉的稍外侧。

主治：肾上腺本身的疾病(肾上腺功能亢进或低下)、各种感染、炎症、各种过敏性疾病、哮喘、风湿病、心律不齐、昏厥、糖尿病、生殖系统疾病等。

手法：用单指扣拳法，吸定按摩5~10次，按压时节奏稍慢，渗透力强，以出现酸、胀、痛为宜。

(22)肾

定位：位于双足底第二、三跖骨近端的1/2，即足底的前中央凹陷处。

主治：肾脏疾病(如肾炎、肾结石、肾肿瘤、肾功能不全等)、高血压、贫血、慢性支气管炎、内折、斑秃、耳鸣、眩晕、水肿等。

手法：用单示指扣拳法或握足扣指法，由足趾向足跟方向按摩3~5次，长约1寸。要求按摩节奏稍慢，渗透力要强。

(23)输尿管

定位：位于双足底自肾脏反射区至膀胱反射区之间，约1寸长呈弧线状的一个区域。

主治：输尿管结石、尿道炎症、输尿管积水狭窄、排尿困难、泌尿系统感染等。

手法：用单示指扣拳法，由足趾端向足跟刮压至膀胱区。力度均匀，不可滑脱。

(24)膀胱

定位：位于内踝前下方，双足内侧舟骨下方，拇展肌侧旁。

主治：肾、输尿管、膀胱结石、膀胱炎及其他泌尿系统的疾患。

手法：用单示指扣拳法加适当压力，向内或外旋转60°，或定点按压，力度适中。

(25)小肠

定位：位于双足底楔内到跟骨的凹陷处。被升结肠、横结肠、降结肠、乙状结肠、直肠反射区所包围区域。

主治：小肠炎症、腹泻、肠功能紊乱、消化不良、心律失常、失眠等疾患。

手法：多指扣拳法，四指弯曲，同时由足趾端向足跟端压刮3~5次。

(26)盲肠、阑尾

定位：位于右足底跟骨前缘靠近外侧，与小肠及开结肠的反射区连接。

主治：阑尾炎、下腹胀气等。

手法：单指扣拳法，点按压3～5次。

(27)回盲瓣

定位：位于于右足足底跟骨前缘靠近外侧，在盲肠反射区的上方。

主治：下腹胀气、回盲瓣功能失常。

手法：单指点压3～5次。

(28)升结肠

定位：位于右足足底小肠反射区的外侧与足外侧缘平行，从足跟前缘至第五跖骨底的带状区域。

主治：结肠炎、便秘、腹泻、便血、腹痛、结肠肿瘤等。

手法：用单指扣拳，由足跟向足趾方向用力压刮3～5次。

(29)横结肠

定位：位于双足底中间第一～五跖骨底部与第1～3次楔骨(即内、中、外侧楔骨)、骰骨交界处，横越足底的带状区域。

主治：便秘、腹泻、腹痛、结肠炎等。

手法：用单示指扣拳法，按顺时针方向压刮，左足由内向外，右足由外向内，各3～5次。

(30)降结肠

定位：位于左足足底第五跖骨底沿骰骨外缘至跟骨前缘外侧，与足外侧平行的竖带状区域。

主治：便秘、腹泻、腹痛、结肠炎。

手法：用中指或拇指指端按揉30~50次。

(31)乙状结肠

定位：位于左足底跟骨前缘的带状区域。

主治：直肠炎、直肠癌、便秘、乙状结肠炎、结肠炎等。

手法：用中指或拇指指端按揉30~50次。

(32)直肠及肛门

定位：位于左足底跟骨前缘直肠反射区的末端，约近于足底内侧拇展肌外侧缘。

主治：直肠癌、肛周围炎、痔疮、肛裂、便血、便秘、肛门脱垂。

手法：用中指或拇指指端按揉30~50次。

(33)心脏

定位：位于左足底肺反射区下方，第四、五跖骨头之间与肩关节反射区平行。

主治：心脏疾病(如心绞痛、心律失常、急性心肌梗死和心衰恢复期的康复治疗)及高血压、失眠、盗汗、舌炎、肺部疾患等。

手法：对虚弱的人用单指扣拳法，由足跟端向足趾端方向压刮(补法)。对外表强壮的人，则由足趾端向足跟端方向压刮(泻法)。

(34)脾

定位：位于左足底第四、五跖骨之间，距心脏反射区正下方一横指。

主治：发热、炎症、贫血、高血压、肌肉酸痛、舌炎、唇炎、食欲不振、消化不良、皮肤病、增强免疫力及抗癌能力等。

手法：用单指扣拳法，按揉5~10次，力度适中。

(35)膝关节

定位：位于双足外侧第五跖骨与跟骨之间凹陷处，为足后跟骨之三角凹陷区域。

主治：膝关节受伤、膝关节炎、膝关节痛、半月板损伤、肘关节病变等。

手法：单指扣拳按揉5~10次。

(36)生殖腺(性腺)

定位：位置之一位于双足底跟骨的中央；另一位置在跟骨外侧踝骨后下方的直角三角形区域。女性此三角形的直角边为卵巢敏感区，此三角形的斜边为附件(输卵管)敏感区。

主治：男女性功能低下、男女不孕症、月经不调(月经量少、量多、经期紊乱、闭经、痛经等)、前列腺肥大、子宫肌瘤、卵巢囊肿，并具有抗衰老的作用。

手法：用单示指扣拳点压3~5次，或用按摩棒刺激该部位。

(37)下腹部

定位：位于双足腓骨外侧后方，自足外侧踝后起向上延伸四拇指的带状凹陷区域。

主治：痛经、月经期紧张、月经周期不规则、男女腹部冷痛、性冷淡以及其他生殖系统的疾病。

手法：用拇指指腹，由足跟处向上推按10~15次。

(38)髋关节(外髁)、股关节(内髁)

定位：位于双足踝下之弧形区域。外踝下为髋关节，内踝下为股关节。

主治：髋关节疼痛、股关节疼痛、坐骨神经痛、肩关节疼痛、腰背痛等。

手法：以拇指的指腹或指端，沿内踝、外踝下缘向后推按10～15下，或3分钟。力度轻重可视病情而定。

(39)躯体淋巴腺

定位：位于双足背踇指根部中央及其他四趾趾间凹陷处。

主治：各种炎症、发热、囊肿、肌瘤、免疫力低下、癌症等。

手法：用中指或拇指指端按揉30~50次。

(40)盆腔淋巴结

定位：位于双足内侧踝关节前，由距骨、舟间骨构成之凹陷位置。

主治：各种炎症、下肢浮肿、踝部肿胀、囊肿、肌瘤、免疫力低下、癌症等。

手法：用中指或拇指指端按揉30~50次。

脚外侧反射区

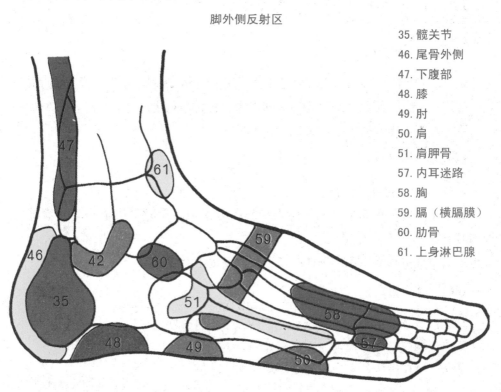

35.髋关节

46.尾骨外侧

47.下腹部

48.膝

49.肘

50.肩

51.肩胛骨

57.内耳迷路

58.胸

59.膈（横膈膜）

60.肋骨

61.上身淋巴腺

(41)胸部淋巴结

定位：位于双足背第一跖骨及第二跖骨间缝处。

主治：各种炎症，发热、囊肿、癌症、肿瘤、乳腺炎、乳房或胸部肿块、胸痛、免疫力低下等疾患。

手法：用中指或拇指指端按揉30~50次。

(42)平衡器官(内耳迷路)

定位：位于双足足背第四、五跖骨间缝的远端1/2区域。

主治：头晕、晕车、晕船、美尼埃病、耳鸣、内耳功能减退、高血压、低血压、平衡障碍等。

手法：用中指或拇指指端按揉30~50次。

(43)胸(乳房)

定位：位于双足背第二、三、四跖骨形成的区域。

主治：胸部疾患、肺部疾患、食道疾患、心脏病、乳癌、乳腺炎、乳腺小叶增生、囊肿、胸闷、乳汁分泌不足、胸部受伤、重症肌无力等。

手法：捏指法，双手拇指腹压住反射区，由足趾向踝关节方向推压3~5次。

(44)膈、横膈膜

定位：位于双足背跖骨、楔骨、骰骨关节形成的带状区域，横跨足背左右的位置。

主治：打呃、膈肌痉挛引起的腹部胀痛、恶心、呕吐等。

手法：用中指或拇指指端按揉30~50次。

(45)扁桃体

定位：位于双足足背踇趾第二节，肌腱的左右两旁。

主治：上呼吸道感染、扁桃体本身的疾病(扁桃体肥大、化脓等)，可有消炎、增加防御能力和抗癌之功能。

手法：双手扣指，定点按揉3~5次，力度适中。

(46)下颌

定位：位于双足踇趾第一趾骨关节横纹下方的带状区域。

主治：龋齿、牙周炎、牙龈炎、牙痛、下颌发炎、下颌关节炎、打鼾等。

手法：用扣指法，由内向外推压3~5次。

(47)上颌

定位：位于双足姆趾第一趾骨关节横纹上方的带状区域。

主治：龋齿、牙周病、牙龈炎、牙痛、上腭感染、上颌关节炎、打鼾等。

手法：用扣指法，由内向外推压3～5次。

(48)喉、支气管

定位：位于双足背第一跖骨与第二跖骨关节靠姆趾下方区域。

主治：气管炎、咽喉炎、咳嗽、气喘、感冒等。

手法：用扣指法，用拇指指端向足大趾侧用力分别按揉突起处及前、后方的小凹陷3～5次；再用捏指法沿骨骼边缘由足大趾端向脚跟推压带状区域3～5次。

(49)腹股沟

定位：位于双足背盆腔淋巴腺反射区上方约一指宽距离之处。

主治：生殖系统方面的病变、性功能低下、前列腺肥大、抗衰老等。

手法：用中指或拇指指端按揉30~50次。

(50)前列腺、子宫

定位：位于双足跟骨内侧踝骨之下方的三角形区域，前列腺或子宫的敏感点在三角形直角顶点附近。

主治：前列腺肥大、前列腺癌、尿频、排尿困难、尿道疼痛、子宫内膜炎、子宫肌瘤、子宫内膜异位症、子宫发育异常、痛经、子宫癌、子宫下垂、白带过多、高血压等疾患。

手法：用单示指刮压法，拇指固定于足底，用屈曲的示指桡侧缘自足跟向足尖刮压3～5次；前列腺或子宫的敏感点；用单示扣拳法，定点按揉3～5次。

(51)尿道、阴道、阴茎

定位：位于双足跟内侧，自膀胱反射区向上延伸至距骨与跟骨之间隙。

主治：尿道炎、白带增多、生殖器官系统疾病。

手法：用拇指的指腹或示指的指关节侧缘向足心刮按10～30次。

(52)直肠、肛门(痔疮)

定位：位于双足胫骨内侧后方与肌腱间的凹陷中，踝骨后方起约四指幅宽之长度带状区域。

主治：痔疮、直肠癌、便秘、直肠炎、静脉曲张等。

手法：用中指或拇指指端按揉30~50次。

(53)颈椎

定位： 位于双足弓内侧，姆趾第二趾骨远端内侧1/2处。

主治：颈椎病、颈项僵硬或酸痛、落枕等疾患。

手法：扣指法自上而下压刮3~5次。

(54)胸椎

定位：位于双足弓内侧，沿第一跖骨下方至与楔骨的交界处。

主治：背痛及背部各种病症，胸椎间盘突出及胸椎各种病变。

手法：捏指由足大趾端向足跟方向推压3~5次。

(55)腰椎

定位：位于双足弓内侧，第一楔骨至舟骨之下方，上接胸椎反射区，下接骶骨反射区。

主治：腰背酸痛、腰肌劳损、腰椎间盘突出、腰椎骨质增生、坐骨神经痛以及腰椎之各种病变。

手法：捏指法，由足大趾端向足跟方向推压3~5次。

脚内侧反射区

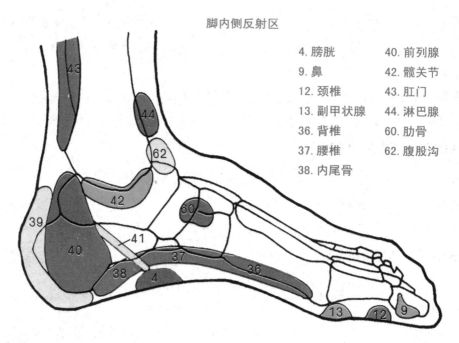

4. 膀胱　　　40. 前列腺

9. 鼻　　　　42. 髋关节

12. 颈椎　　　43. 肛门

13. 副甲状腺　44. 淋巴腺

36. 背椎　　　60. 肋骨

37. 腰椎　　　62. 腹股沟

38. 内尾骨

(56)骶骨

定位：位于双足弓内侧，从距骨下方到跟骨止，前接腰椎反射区，后连内尾骨反射区。

主治：坐骨神经痛、骶骨损伤(挫伤、摔伤、跌打伤等)、便秘。

手法：扣指自上而下压刮3~5次。

(57)内尾骨

定位：位于双足跟骨内侧，沿跟骨结节向后方内侧的一带状区域。

主治：坐骨神经痛、尾骨受伤后遗症和生殖系统疾患等。

手法：用中指或拇指指端按揉30~50次。

(58)外尾骨

定位：位于双足跟骨外侧，沿跟骨结节向后方外侧的一带状区域。

主治：坐骨神经痛，尾骨受伤后遗症和生殖系统疾患等。

手法：用中指或拇指指端按揉30~50次。

(59)肩胛骨

定位：位于双足背第四、五跖骨的近端1/2位置，与骰骨关节连成一叉状。

主治：肩周炎、颈肩综合征、肩胛酸痛、肩关节活动障碍(抬举与转动困难)。

手法：用中指或拇指指端按揉30~50次。

(60)肘关节

定位：位于双足外侧第五跖骨和楔骨之关节凸起范围。

主治：肘关节外伤、脱臼、网球肘、肘关节酸痛、膝关节痛等。

手法：双指扣拳在第五趾骨基底的两侧及正中突起处各按压5~10次。

(61)肋骨(内肋骨、外肋骨)

定位：位于双足背第一楔骨与舟骨之间区域为内侧肋骨反射区；在第三楔骨与骰骨之间凹陷区域为外侧肋骨反射区。

主治：肋软骨炎、肋膜炎、肋骨之各种病变(如胸闷、胸痛、肋骨受伤等疾病)及肩痛等。

手法：双拇指捏指法，在两个小凹陷定点按揉3~5次。

(62)坐骨神经

定位：位于双足内、外踝关节沿胫骨和腓骨后侧延伸近膝、腘窝位置。

主治：坐骨神经痛、坐骨神经炎、膝和小腿部疼痛、糖尿病等。

手法：用中指或拇指指端按揉30~50次。

(63)臀部

定位：位于双足底跟骨结节外缘区域，连接股部反射区。

主治：臀部疾患(外伤、疖肿等)风湿病、坐骨神经痛、偏瘫等。

手法：用中指或拇指指端按揉30~50次。

(64)闪腰点

定位：位于双足背第二跖骨与第二楔骨关节的两侧凹陷中，即肋骨反射区后方。

主治：腰肌劳损、急性腰扭伤等。

手法：用中指或拇指指端按揉30~50次。

(65)食道、气管

定位：位于双足底第一跖内与趾骨关节上下方，下接胃反射区。

主治：食道肿瘤、食道炎症、"梅核气"、气管的疾患等。

手法：用中指或拇指指端按揉30~50次。

(66)声带

定位：位于双足背第一跖骨与第二跖骨间缝，第一跖骨近端处。

主治：声带息肉、失音、声音嘶哑、气管炎等。

手法：用中指或拇指指端按揉30~50次。

(67)子宫

定位：位于双足足跟内侧踝骨之后方，尿道、阴道、阴茎反射区之延伸位置。

主治：子宫颈炎、宫颈糜烂、子宫脱垂、白带过多等。

手法：用中指或拇指指端按揉30~50次。

(68)失眠点

定位：位于双足底跟骨中央，在生殖腺反射区上方。

主治：失眠。

手法：用中指或拇指指端按揉30~50次。

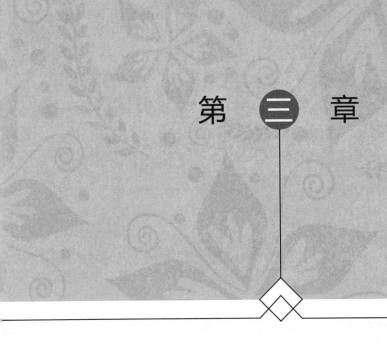

第 ③ 章

常见疾病的足部按摩疗法

CHANG JIAN JI BING DE ZU BU AN MO LIAO FA

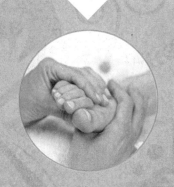

◎ 感冒

感冒，又称"伤风"，是一种常见的外感性疾病，一年四季均可发病，尤以人体抵抗力低下及冬、春两季气候骤然时发病较多。临床表现为鼻塞、流涕、咽痛、打喷嚏、怕冷而继发头痛、发热、咳嗽、全身酸痛等。感冒患者因外感病邪的不同，有风寒和风热、暑湿之分。

风寒感冒是因风吹受凉而引起的感冒，秋冬发生较多。其症状主要表现为浑身酸痛、鼻塞流涕、咳嗽有痰、脉浮紧或浮缓、发热等。

风热感冒是由风热之邪犯表、肺气失和所致。其症状表现为发热重、微恶风、头胀痛、有汗、咽喉红肿疼痛、咳嗽、痰粘或黄、鼻塞黄涕、口渴喜饮、舌尖边红、苔薄白微黄。

暑湿感冒是因夏季闷热，湿度比较大，在这个时候大家都比较贪凉，比如空调等，感受了风寒之邪所致。症状主要表现为发热重、恶寒轻，一般病人没有寒冷的感觉，只是发热、出汗多，但是不解热。

[按摩疗法]

1.反射区按摩

有效反射区：肾上腺、肾、输尿管、膀胱、鼻、肺及支气管等。

按摩手法：

(1)依次点按足部肾和肾上腺等反射区各50～100次，向足跟方向点按，微微酸痛为宜，每日2次；

(2)推按足部输尿管反射区30～50次，由足趾向足跟推按，用力要均匀，力量不要太大，以自觉酸胀为佳；

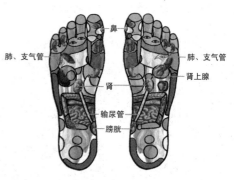

(3)点按足部膀胱、鼻等反射区各50～100次；

(4)由足外侧向足内侧推按肺、支气管等反射区。

2.穴位按摩

有效穴位：金门、申脉、足通谷、京骨、公孙、隐白、厉兑等穴位。

按摩手法：

(1)捏揉金门、申脉、公孙各30～50次，力度以酸痛为宜；

(2)按揉京骨、足通谷、八风各30次，力度稍重；

(3)掐按隐白、厉兑各30～50次，力度以胀痛为宜。

感冒的预防

1.每立方米空间用食醋5~10毫升，稀释1~2倍后加热。熏蒸，每次2小时，1~2天1次，有预防作用。

2.在感冒多发季节，少到公共场所和人多的地方去。平时要注意冷暖，积极锻炼身体，增加抗病能力，减少感冒发生的机会。

咳嗽

咳嗽是呼吸系统最常见的疾病之一，其有声为咳，有痰为嗽，既有声又有痰者称为咳嗽。它是一种保护性反射动作，有把呼吸道过多的分泌物或异物随着气流排出体外的作用。发病多见于老年和幼儿，尤以冬春季节为最多。以咳嗽为主要临床症状的疾病，多见于现代医学的呼吸道感染、急慢性支气管炎、肺炎、肺结核、百日咳、支气管扩张等症。

中医将咳嗽立为一种病种，并分成外感咳嗽与内伤咳嗽两大类。由风寒燥热等外邪侵犯肺系引起的咳嗽，为外感咳嗽。外感咳嗽有寒、热之分，其特征是：发病急，病程短，常常并发感冒。因脏腑功能失调，内邪伤肺，致肺失肃降，引发咳嗽，为内伤咳嗽；内伤咳嗽的特征是：病情缓，病程长，因五脏功能失常引起。

[按摩疗法]

1.反射区按摩

有效反射区：肾上腺、肾、输尿管、膀胱、甲状旁腺、喉及气管、肺及支气管、上身淋巴结、扁桃体、脾等反射区。

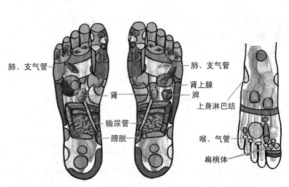

按摩手法：

(1)肾上腺、肾、输尿管、膀胱、甲状旁腺等反射区各按10～30次。

(2)喉及气管、肺及支气管、上身淋巴结、扁桃体等反射区各按50～100次。

2.穴位按摩

有效穴位：涌泉、解溪、然谷、太溪等穴位。

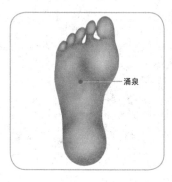

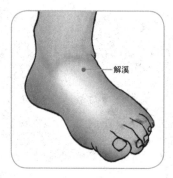

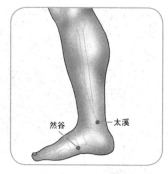

按摩手法：

单指扣拳，点按涌泉、解溪、然谷、太溪等穴各50～100次，力度适中。

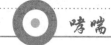 小贴士

咳嗽的预防

1.咳嗽痰多时，不可滥用止咳药，以免造成痰液不能及时排出，同时易滋生细菌，导致肺炎等疾病。

2.不宜服用含薄荷油等有清凉感的止咳药水，虽可一时感到舒适，但会引起副作用。

3.忌食生冷、肥肉以及过甜、过咸的食物。

4.不吸烟，多喝热茶。

哮喘

哮喘是因气管和支气管对刺激不能适应，而引起的支气管平滑肌痉挛，黏膜肿胀，分泌物增加，从而导致支气管管腔狭窄。病发时往往有咳哮多痰、呼吸困难等症状。哮喘包括支气管哮喘、哮喘性支气管炎等。

中医将哮喘分为虚寒两大类，又将实证分为寒热两类。寒类表现为咳痰清稀不多，痰呈白色泡沫状，胸闷气窒，口不渴喜热饮，舌苔白滑，脉多浮紧，或兼恶

寒，发热等；热类则表现为痰黄稠厚，难以咳出，身热而红，口渴喜饮，舌质红，苔黄腻，脉滑数，有人兼有发热等症状。虚证多为肺虚或肾虚。肺虚则呼吸少气，言语音低，咳嗽声轻，咳痰无力；在气候变化或特殊气味刺激时诱发。肾虚则元气摄纳无权，呼吸气短等。

发病时，应先当除邪治标，寒证用温化宣肺，热证用清热肃肺，病久兼虚，当标本兼治。

[按摩疗法]

1.反射区按摩

有效反射区：肾、肾上腺、垂体、输尿管、膀胱、肺、鼻、头、颈淋巴结、胃、脾等反射区。

按摩手法：

(1)依次点按肾、肾上腺、脾、垂体、膀胱等反射区各50～100次，按摩力度以局部胀痛为宜；

(2)推按输尿管、肺等反射区各50～100次。推按速度以每分钟30～50次为宜；

(3)点按鼻、头颈淋巴结等反射区各100次。

2.穴位按摩

有效穴位：太溪、照海、然谷、足三里、上巨虚、丰隆等穴位。

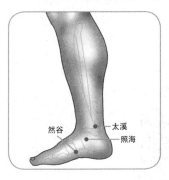
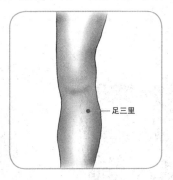
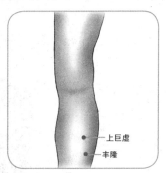

按摩手法：

(1)太溪、照海、然谷穴各捏按30～50次，力度以胀痛为宜；

(2)足三里、上巨虚、丰隆各按揉30～50次。

小贴士

哮喘的预防

1.不宜长期服用强的激素药，因可导致骨折、胃溃疡、抵抗力下降。

2.戒烟酒，多喝茶和咖啡。

3.忌食过咸食物。

4.忌食带鱼、黄鱼、蛏子、鱼、虾、蟹、芥菜等发物。

5.多食新鲜蔬菜和豆制品。

6.适量选食一些能滋补肺脾肾的食品，如莲子、粟子、山药、芡实、刀豆、黑豆、胡桃、银耳、枇杷、梨、麦芽糖、羊肺、猪肺等。

◉ 牙痛

牙痛是口腔科最常见的病症之一。一般遇到冷、热、酸、甜等刺激时尤为明显。牙痛主要由龋齿、急性根尖周围炎、牙周炎、智齿冠周炎、牙本质过敏等引起。

中医学认为，牙痛有虚实之分，实痛多因胃火引起，伴有口臭、便秘等症；虚痛多由肾虚所致，伴有齿浮、神疲乏力等。当患者发生牙病时，采用足部按摩疗法，一般10～20分钟，多能缓解。

[按摩疗法]

1.反射区按摩

有效反射区：牙齿、上颌、下颌、胃、肾、心、肺、脾、口腔、头颈淋巴结、鼻、输尿管、膀胱等反射区。

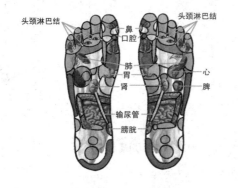
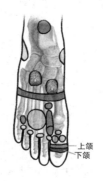

按摩手法：

(1)点按胃、肾、膀胱、牙齿、上颌、下颌等反射区各50~100次，力度稍重，以疼痛为佳；

(2)推压肺、输尿管等反射区各50~100次，力度适中；

(3)按揉口腔、鼻、头颈淋巴结、心、脾等反射区各30~50次。

2.穴位按摩

有效穴位：内庭、陷谷、昆仑、仆参、金门、太溪、大钟、内外踝尖、然谷、太白、大都、隐白等穴位。

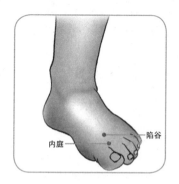
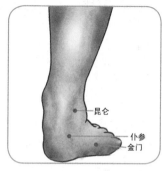
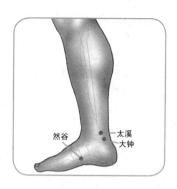
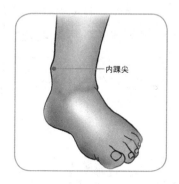
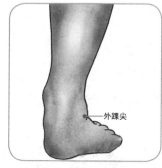
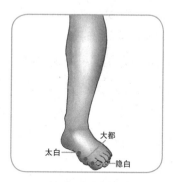

按摩手法：

(1)捏按太溪、昆仑各穴位50~100次，力度以酸疼为宜；

(2)按揉金门、仆参、内庭、陷谷各穴位50~100次，力度以胀疼为佳；

(3)如牙龈肿痛再配以掐按内、外踝尖穴、大都、隐白、然谷各穴位30~50次，反复掐按，力度不可太重。

预防牙痛的注意事项

1. 注意口腔卫生，坚持早晚刷牙，饭后漱口。

2. 注意饮食，忌吃冷热辛辣食品。

3. 睡前不宜吃糖、饼干等淀粉之类的食物。

4. 宜多吃清胃火及清肝火的食物，如南瓜、西瓜、荸荠、芹菜、萝卜等。

5. 忌酒及热性动火食品。

6. 脾气急躁，容易动怒会诱发牙痛，故宜心胸豁达，情绪宁静。

7. 勿吃过硬食物，少吃过酸、过冷、过热食物。

耳鸣

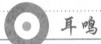

耳鸣为耳科疾病中常见症状，患者自觉耳内或头部有声音，但其环境中并无相应的声源，而且越是安静，感觉鸣音越大。耳鸣音常为单一的声音，如蝉鸣声、汽锅声、蒸汽机声、嘶嘶声、铃声、振动声等，有时也可为较复杂的声音。可以是间歇性，也可能为持续性，响度不一。一些响度较高的持续性耳鸣常常令人寝食难安。

引起耳鸣的原因较多，各种耳病均可发生耳鸣，如耵聍栓塞、咽鼓管阻塞、鼓室积液、耳硬化症；内耳疾病更易引起此症，如声损伤、梅尼埃病。此外，高血压、低血压、贫血、白血病、神经官能症、耳毒药物等均可引起耳鸣。

中医学认为耳鸣多为暴怒、惊恐、胆肝风火上逆，以致少阳经气闭阻所致，或因外感风邪，壅遏清窍，或肾气虚弱，精气不能上达于耳而成，还有耳内作痛。

[按摩疗法]

1.反射区按摩

有效反射区：肾、输尿管、膀胱、大脑、三叉神经、脑干、耳、肺、胸部淋巴结、平衡器官等反射区。

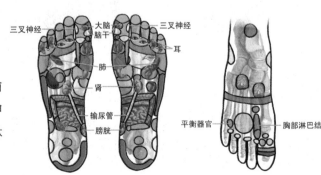

按摩手法：

(1)依次点按足部肾、膀胱等反射区各2分钟，按摩力度以胀痛为宜；

（2）由足趾向足跟方向推按输尿管反射区2分钟，按推速度以每分钟30~50次为宜；

（3）由足内侧向足外侧推按肺反射区2分钟；

（4）点按大脑、脑干、三叉神经、耳、平衡器官、胸部淋巴结等反射区各2分钟。

2.穴位按摩

有效穴位：阳陵泉、足三里（见57页图）、太溪、照海、太冲、行间等穴位。

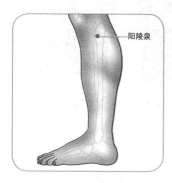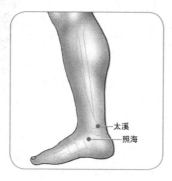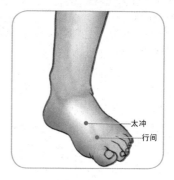

按摩手法：按揉阳陵泉、足三里、太溪、照海、太冲、行间各50次。按摩力度以胀痛为宜。

 小贴士

耳鸣的预防

1. 改善生活环境，避免噪声，节制性生活。

2. 稳定情绪，防止暴怒、心情不舒畅。

3. 平时不要过度饮酒，不吃寒凉食物，注意劳逸结合。

4. 禁止挖耳，保持耳道清洁。

近视

近视是临床常见眼病，尤其以青少年居多。引起近视的原因有先天遗传因素和后天环境因素等。先天性遗传因素的近视治疗很难有效，而后天近视只要治疗及时，治疗方法正确，治疗效果一般会明显好转或减轻。此类近视多数为青少年时期，学习和工作时，不注意用眼卫生，如低头看书距离太近，光线过强、过暗，长时间的注视等原因，导致视力过度疲劳，眼内睫状肌痉挛及充血，使晶状体变厚屈光不正，造成平行光线的聚光点，落在眼视网膜之前。

中医称为"能近怯远症"，主要由于先天禀赋不足，肝血虚、肾精亏，不能贯注于目而导致光华不能。近视症状表现常为远处的物体、字迹辨认困难，亦会出现眼胀、头痛、视力疲劳等。

[按摩疗法]

1.反射区按摩

有效反射区：眼、肝、肾、肾上腺、膀胱、生殖腺等反射区。

按摩手法：

(1)单指扣拳，点按眼、肾上腺等反射区各50～100次，力度稍重，以疼痛为佳；

(2)按揉肝、生殖腺、膀胱、肾等反射区各50～100次，力度适中；

(3)推压输尿管反射区50次，力度轻缓。

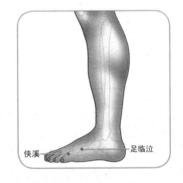

2.穴位按摩

有效穴位：足临泣、侠溪、水泉等穴位。

按摩手法：

(1)掐按侠溪30～50次，力度以疼痛为宜；

(2)按揉足临泣、水泉各50～100次。

 小贴士

预防近视

1. 看书时保持距离，端正坐姿，时间不要太长；切勿在卧床、走路或乘车时看书；坚持做眼保健操，每天上下、左右转动眼球各10～20次；

2. 应多吃一些含甲种维生素较丰富的食物，各种蔬菜及动物的肝脏、蛋黄等。胡萝卜含维生素B，对眼睛有好处；多吃动物的肝脏可以治疗夜盲。

◉ 中耳炎

中耳炎是全部或部分结构的炎性病变，绝大多数为非特异性炎症，常发于8岁以下的儿童，其他年龄段的人群也有发生，它经常是普通感冒或咽喉感染等上呼吸道感染所引的并发症。

中耳炎可分为非化脓性及化脓性两大类。非化脓性包括分泌性中耳炎、气压损伤性中耳炎；化脓性者有急性和慢性之分。常见有分泌性中耳炎、急性化脓性中耳炎、胆脂瘤型中耳炎和气压损伤性中耳炎。

[按摩疗法]

1.反射区按摩

有效反射区：耳、肾、肝、胆、肺、大脑、腹腔神经丛、上身淋巴结、下身淋巴结、平衡器官等反射区。

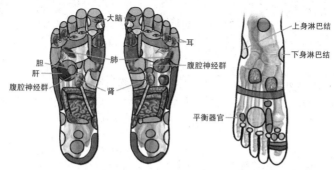

按摩手法：

(1)单指扣拳，点按耳、肝、胆、上身淋巴结、下身淋巴结等反射区各50~100次，力度稍重；

(2)按揉肾、肾上腺、大脑等反射区各50~100次；

(3)推压肺、平衡器官等反射区各30~50次；

(4)刮压腹腔神经丛、甲状腺等反射区各100次。

2.穴位按摩

有效穴位：太溪、照海、足窍阴、太冲、行间等穴位。

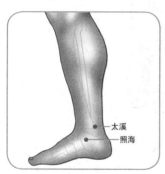
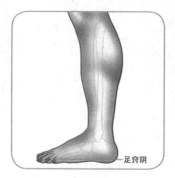
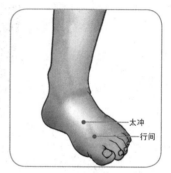

按摩手法：

(1)按揉太溪、照海、太冲、行间各穴位50～100次；

(2)掐揉足窍阴50～100次，力度稍轻。

 小贴士

中耳炎的预防及护理

1. 禁忌烟酒；禁忌辛辣、香料等刺激性强的食物；

2. 禁忌服热性补药，如人参、肉桂、附子、鹿茸、牛鞭、大补膏之类；

3. 禁忌海鲜等鱼腥食物；

4. 保持耳道清洁；

5. 每天对外耳做保健按摩。

 麦粒肿

麦粒肿又称睑腺炎，是指眼睑生小疖肿，形似麦粒；易于溃脓的一种眼病。因发病部位不同，又分为内麦粒肿和外麦粒肿两种。内麦粒肿是睑板腺的发炎，外麦粒肿是睫毛毛囊或其附近皮脂腺的发炎。

中医学认为本病是由于脾胃虚弱或脾胃湿热毒邪、热毒上攻、外感风热而引起，属"针眼"范畴。

[按摩疗法]

有效反射区：眼、甲状腺、上身淋巴结、躯体淋巴腺、肝、肾、肾上腺、膀胱、输尿管等反射区。

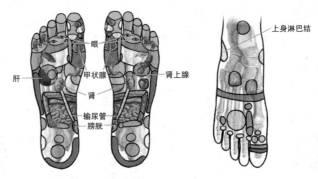

按摩手法：

(1)单指扣拳，点按上身淋巴、腹部淋巴腺等反射区各50～100次，力度稍重；

(2)按揉肾、肾上腺、膀胱、输尿管等反射区各50～100次；

(3)刮压眼、甲状腺等反射区各100次。

鼻窦炎

所谓鼻窦是鼻腔周围面颅骨的含气空腔；左右共有4对：称额窦、上颌窦、筛窦、和蝶窦。因其解剖特点各窦可单独发病，也可形成多鼻窦炎或全鼻窦炎。本病一般分为急性和慢性两类，其原因很多，较复杂。

急性鼻窦炎多由急性鼻炎导致；慢性鼻窦炎常因急性鼻窦炎未能彻底治愈或反复发作而形成。目前认为鼻窦炎的发病原因主要是由于是各种原因引起的窦口阻塞导致鼻窦内的感染，其中鼻息肉是引起鼻窦开口阻塞的重要原因，而鼻窦的炎症刺激反过来又促进鼻息肉的生长。另外，游泳时污水进入鼻窦，邻近器官感染扩散、鼻腔肿瘤妨碍鼻窦引流，以及外伤等均可引起鼻窦炎。

[按摩疗法]

有效反射区：鼻、肺和支气管、大肠反射区。

按摩手法：

（1）重点推按大肠、心脏反射区100～200次，力度稍重，以酸疼为佳；

（2）点按鼻、肺和支气管等反射区各50～100次。

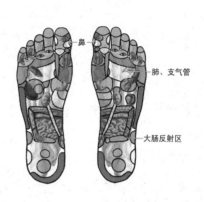

小贴士

鼻窦炎的预防及护理

1.平时注意鼻腔卫生，养成早晚洗鼻的良好卫生习惯。

2. 注意擤涕方法。鼻塞多涕者，宜按塞一侧鼻孔，稍稍用力外擤。之后交替而擤。鼻涕过浓时以盐水洗鼻，避免伤及鼻黏膜。每日早晨可用冷水洗脸，可以有效增强鼻腔黏膜的抗病能力。

3.有牙病者，要彻底治疗；游泳时姿势要正确，尽量做到头部露出水面。

4. 急性发作时，多加休息；卧室应明亮，保持室内空气流通；但要避免直接吹风及阳光直射。

5.慢性鼻窦炎者，治疗要有信心与恒心，注意加强锻炼以增强体质。

6. 严禁烟、酒、辛辣食品。

7.保持性情开朗，精神上避免刺激，同时注意不要过度劳累。

鼻出血

鼻出血是临床常见症状之一，多因鼻腔病变引起，也可由全身疾病所引起，偶有因鼻腔邻近病变出血经鼻腔流出者。鼻出血多为单侧，亦可为双侧；可间歇反复出血，亦可持续出血；出血量多少不一，轻者仅鼻涕中带血，重者可引起失血性休克；反复出血则可导致贫血。多数出血可自止。

鼻出血，中医称之为"鼻衄"，依出血的时间，颜色分虚实两大类。实证出血发作突然，血色深，多因肺热、胃热、肝炎盛而引发。肺热而致鼻出血，多点滴而出血量不大；胃热出血则血量大，色鲜红；肝火引起的出血，常因情绪激动而发，出血急，血色发暗。虚证引起的鼻出血，则时发时止，血色淡。气虚则血出绵绵不绝，或多或少；阳虚者，血如丝如缕，易反复发作。

[按摩疗法]

有效反射区：鼻、甲状腺、肺、肝、胆、胃等反射区。

按摩手法：

(1)重点推按鼻、甲状腺反射区100~200次，力度稍重，以酸疼为佳；

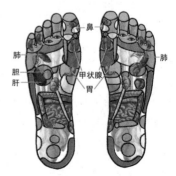

(2)点按肺、肝、胆、胃等反射区各50～100次。

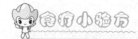 食疗小验方

鲫鱼石膏煲豆腐：鲫鱼1条约150克，豆腐200克，生石膏30克；将鱼宰好洗净后，与豆腐、石膏同放入锅内，加水适量煲1小时，以盐调味即可食用；幼儿可只饮汤不吃渣，以防鱼骨鲠喉。有清肺热、降胃火、止鼻血的功效。

黄花菜瘦肉汤：黄花菜30克(干品，浸泡洗净)，瘦猪肉100克，蜜枣2枚，同入锅内，加水适量慢火1小时，以盐调味后食用。有清热平肝、润燥、止鼻血之效。

 视神经萎缩

视神经萎缩不是一个疾病的名称，而是指任何疾病引起视网膜神经节细胞和其轴突发生病变，致使视神经全部变细的一种形成学改变，为病理学通用的名词，一般发生于视网膜至外侧膝状体之间的神经节细胞轴突变性。视神经萎缩是视神经病损的最终结果。表现为视神经纤维的变性和消失，传导功能障碍，出现视野变化，视力减退并丧失。一般分为原发性和继发性两类。

[按摩疗法]

有效反射区：眼、肾、肾上腺、输尿管、膀胱、上身淋巴腺、躯体淋巴腺、肝、胃等反射区。

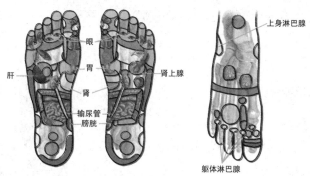

按摩手法：

(1)重点推按上身淋巴腺、腹部淋巴腺反射区100～200次，力度稍重，以酸疼为佳；

(2)点按眼、肾、肾上腺、输尿管、膀胱等反射区各50～100次；

(3)推压肝、脏、胃等反射区50～100次。

小贴士

预防视神经萎缩

1.每天早起后到室外，最好在太阳未出来之前(不强求这点)，面向西方，双脚并拢，双手自然下垂，舌头自然的挨着上牙床，凝神静气站好。

2.双目轻闭，先呼气一口，后吸气，然后再呼再吸，共两口，后屏住呼吸，然后向左侧旋转眼睛，即先左上、左下、右下、右上。旋转7圈后稍停，再向右旋转眼睛7圈。

3.左右7圈旋转都结束猛然睁大眼睛，看着远方，尤其站在高处看着远处的树木最好，因为刚才整个过程是吸气后屏住呼吸做的，所以睁眼同时后轻轻将气呼出，呼出第一口的同时轻轻抬起脚跟，同时两臂向正前方轻轻抬起，注意手掌伸直，手指并拢，拇指微微弯曲，然后再吸气、呼气、吸气。

4.重复第二步和第三步，如此共做5次或7次。

慢性鼻炎

慢性鼻炎是因气虚受邪、邪滞鼻窍所引起的鼻腔疾病。以鼻塞不通、时轻时重、反复发作、经久不愈，甚至嗅觉失灵为主要临床表现。

本病属中医"鼻窒"范畴。中医认为，本病之所以发生，可因肺气虚弱、卫外不固、寒邪侵袭，矢其清肃之功能，以致邪滞鼻窍；或脾气虚弱、运化不健，失其开清降浊之能，水湿不化，湿浊滞留于鼻窍；亦可因外邪侵袭，久而不去，阻于脉络，气血运行不畅，气滞血闷，持续鼻塞。

[按摩疗法]

1.反射区按摩

有效反射区：鼻、额窦、肺、头颈淋巴结、甲状旁腺、肾、输尿管、膀胱等反射区。

按摩手法：

(1)重点推按肺反射区100～200次，力度稍重，以酸疼为佳；

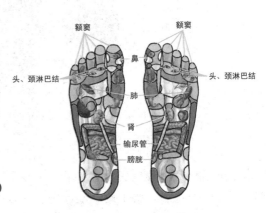

(2)点按鼻、额窦、头颈淋巴结、甲状旁腺、肾、膀胱等反射区各50~100次；

(3)推压输尿管反射区50~100次。

2.穴位按摩

有效穴位：内庭、太白等穴位。

按摩手法：

按揉内庭、太白各50~100次，力度以胀痛为宜。

 小贴士

慢性鼻炎的预防与饮食宜忌

1. 每天按揉鼻梁周围50次，有保健预防作用。

2. 注意营养，多吃含维生素丰富的食物，不宜吃羊肉、胡萝卜，宜吃山药等。

3. 干燥性或萎缩性鼻炎，不宜吃辛辣、燥热食物，宜多吃水果、蔬菜、蜂蜜等；萎缩性鼻炎不宜抽烟和食辣椒、饮酒、吃火锅等上火、生冷、辛辣食物。

4. 肥大性鼻炎忌食寒冷滋腻食物，如肥肉、蟹、田螺、河蚌、海味及多盐饮食。

慢性咽炎

咽炎是咽部黏膜和淋巴组织的炎症，临床分为急性咽炎和慢性咽炎两类，两者都是中年人常见病。在秋冬及冬春之交，急性咽炎和慢性咽炎急性发作的患者都很多。

慢性咽炎多数为急性咽炎反复发作而致，少数则因鼻炎而用口呼吸，干燥空气长期刺激咽部，或因烟酒、粉尘刺激等因素致病。

[按摩疗法]

1.反射区按摩

有效反射区：肺、支气管、脾、颈、肾上腺、胃、上身淋巴结、下身淋巴结、咽喉、气管、胸部淋巴结、鼻等反射区。

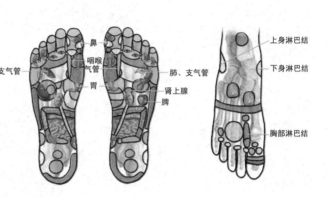

按摩手法：

(1)肺、支气管、胃、鼻、颈项等反射区扣指各推压50～100次；

(2)脾、肾上腺、上身淋巴结、下身淋巴结等反射区各捏指按揉50次；

(3)胸部淋巴结反射区刮压30～50次。

2.穴位按摩

有效穴位：涌泉、内庭、照海、太溪、大敦等穴位。

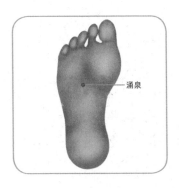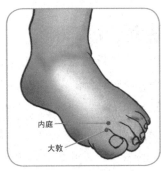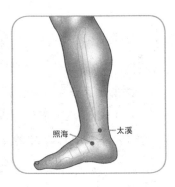

按摩手法：

(1)单指扣拳，按揉内庭、照海、大溪、涌泉各30～50次，按摩力度以局部胀痛为宜；

(2)指掐大敦10～30次，用力尽可能大一些。

慢性咽炎的预防及护理

1.保证室内空气流通，保持空气湿润清洁。

2.进行饮食调养，以清淡易消化饮食为宜，再辅助一些清爽去火、柔嫩多汁的食品摄入。

3.吃富含胶原蛋白和弹性蛋白的食物。

4.多摄入富含B族维生素的食物。

5.少食煎炸和有刺激性的食物。

6.避免过多用声、讲话，注意休息，多饮白开水。

7.锻炼身体，增强体质，防止呼吸道感染，戒除烟酒刺激。

急性结膜炎

急性结膜炎俗称"红眼病"。多发于春季，为季节性传染病，它传播途径主要是通过接触传染。往往通过接触病人眼分泌物或与红眼病人握手或用脏手揉眼睛等被传染。结膜急性炎症，发生在卫生条件良好的人群中，由病毒、细菌或变应性引起。可有混合感染和原因不明者。结膜炎也可能与感冒和疹病伴同存在。结膜炎也可由风、粉尘、烟和其他类型的空气污染、电弧、太阳灯的强紫外光和积雪反射的刺激引起。角膜或结膜异物的存留，角膜擦伤或溃疡当可在良好的焦点光放大下以及荧光素染色且在钻蓝光照明下检查眼睛后排除之。

[按摩疗法]

有效反射区：眼、输尿管、肾、肾上腺、上下身淋巴腺、肝、脾等反射区。

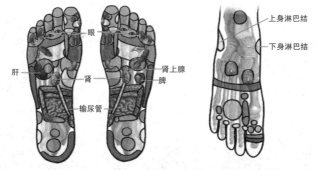

按摩手法：

(1)眼等反射区各按揉30~50次；

(2)肾、肾上腺、输尿管等反射区各推压30~50次；

(3)上下身淋巴腺、肝、脾等反射区各按揉30次。

急性结膜炎的预防及护理

1.患者不宜游泳，以免加重病情；不用手揉眼睛，以免发生交叉感染；不用公共毛巾和面盆；病人的毛巾、手帕、面盆要单独使用，用后煮沸消毒。

2.忌食葱、韭菜、大蒜、辣椒、羊肉、狗肉等辛辣、热性刺激食物。酒酿、芥菜、象皮鱼、带鱼、鳗鱼、虾、蟹等海腥发物，也不吃为宜。

3.马兰头、枸杞叶、茭白、冬瓜、苦瓜、绿豆、菊花脑、香蕉、西瓜等具有清热利湿解毒功效，可作辅助性治疗食用。

4.最好闭眼休息，以减少光对眼球的刺激。

5.用眼药水点眼时，不宜先点患眼后点好眼，以免引起交叉感染。

慢性支气管炎

慢性支气管炎是指气管、支气管黏膜及其周围组织的慢性非特异性炎症。临床上以咳嗽、咳痰或伴有喘息及反复发作的慢性过程为特征。严重时可并发慢性阻塞性肺气肿，甚至慢性肺源性心脏病。慢支是一种严重危害人体健康的常见病，尤以中老年人为多见，男性较女性为多。

由于慢性支气管炎的影响，病人的免疫力下降，遇到天气寒冷或天气突变，患者就容易感冒，而感冒又将诱发气管性恶化，这样就形成了恶性循环。

[按摩疗法]

1.反射区按摩

有效反射区：肺、**支气管**、心、脾、甲状旁腺、气管、咽喉、胸部、胸部淋巴结等反射区。

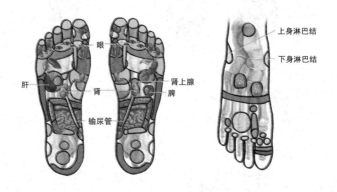

按摩手法：

(1)肺、支气管等反射区各推压30～50次；

(2)气管、咽喉等反射区各按揉30～50次；

(3)甲状旁腺、心、脾等反射区各按揉30次；

(4)胸部、胸部淋巴结等反射区各刮压30～50次。

2.穴位按摩：

有效穴位：涌泉、丰隆、足三里、三阴交、太冲等穴位。

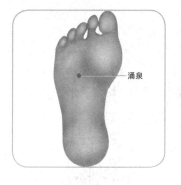 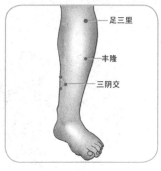 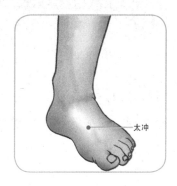

按摩手法：

以上穴位每天点按50～100次，每天两次，一个月为一疗程。症状平复后患者应坚持每天按摩1次，并做适当的身体锻炼。

慢性支气管炎的预防及护理

1. 加强体育锻炼，提高身体素质，戒除烟酒。

2. 避免胸背部受寒，冷天外出戴口罩。

3. 居处要安静整洁，空气清新，勿去潮湿阴暗之处。避免烟雾、粉尘和刺激性气体对呼吸道的影响，以免诱发慢性支气管炎。

4. 急性发作或发热不退者，应到医院治疗。

5. 戒烟。

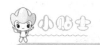

急性扁桃体炎

急性扁桃体炎是腭扁桃体的非特异性炎症，是常见病，多为细菌感染引起，乙型溶血性链球菌为主要致病菌。当受到寒冷、潮湿、疲劳、烟酒刺激等影响时或风寒感冒、身体抵抗力下降，就会引发细菌感染。急性扁桃体炎可通过飞沫、食物或直接接触而传播。发病之初，患者往往有咽喉干燥的感觉，接着开始咽痛，吞咽、讲话或咳嗽时疼痛加剧，并伴有耳痛耳鸣等并发症。下颌部可以触摸到肿大的淋巴结并有压痛感。

中医学认为本病是由邪热引起，在表者，风热外侵、肺经有热、邪热一般较轻；在里者多是邪热传里、肺胃盛热、邪热较重。邪热在表则吞咽不利、发热、恶寒。邪热在里则吞热困难、身热口渴、大便秘结。

[按摩疗法]

有效反射区：上下身淋巴腺、甲状腺、喉部、鼻、脾、肾、输尿管、膀胱等反射区。

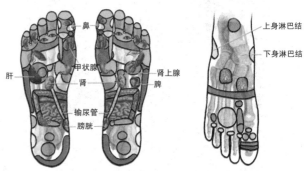

按摩手法：

(1) 上下身淋巴腺、甲状腺、肾、输尿管、膀胱等反射区各推压50～100次，力度以胀痛为宜；

(2) 喉部、鼻、脾、等反射区各刮压50次，力度适中，速度中缓，每分钟30～50次为宜。

 小贴士

急性扁桃体炎的饮食原则

1.忌食辛辣刺激食物：如辣椒、花椒、韭菜、五香粉、麻辣火锅、榨菜等。因辛辣之品多辛热，易化火，能加重胃热，热毒上攻，症状加重。

2.忌食炙烤、肥腻食物：如肥肉、肥鸡、羊肉、烧鹅、烤鸭、烧羊肉串、猪排等。因这些食物易生痰化炎，痰炎搏结，灼伤咽喉，加重病情。

3.忌烟酒：因烟酒辛热温燥，化火伤阴，能使内热加重；同时，酒精也能扩张外周血管，使炎症的水肿、渗出加重，导致本病的反复发作或加重病情。

4.忌饮生冷冰冻食物：如冰果汁、冰西瓜、冰汽水、冰可乐、冰奶、冰糖水等。因炎症都有红、肿、热、痛出现，微细血管扩张充血，如食冷冻食品，使炎细血管痉挛收缩，血液循环障碍，加重炎症，病情反复难愈。

5.忌食鱼腥发物：如虾、蟹、带鱼、黄鳝、公鸡、狗肉、竹笋等。因这些食物能聚痰生热，催发本病。

6.忌食各种温阳补肾之品：如鹿茸、人参、男宝、十全大补酒等。因这些食物都是湿热内阻，可使内热壅盛，加重本病。

头痛

头痛是临床上常见症状之一，通常是指局限于头颅上半部，包括眉弓，耳轮上缘和枕外隆突连线以上部位的疼痛。

头痛是人体对各种致病因素所产生的主观感觉，属于疼痛的范畴。致病因素，可以是物理的、化学的、生物化学的或机械性的等。这些因素刺激了位于颅内外组织结构中的感觉神经末梢，通路相应的传导通路传到大脑而感知。

[按摩疗法]

1.反射区按摩

有效反射区：肾、肾上腺、膀胱、输尿管、肺、大脑、小脑、脑干、三叉神经、头颈淋巴结、腹腔神经丛、肝、垂体等反射区。

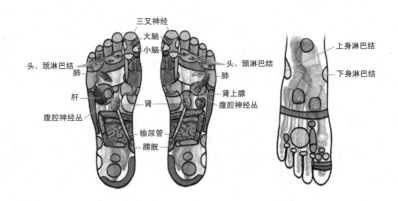

按摩手法：

(1)肾、肾上腺、膀胱、大脑、小脑、垂体、三叉神经、头颈淋巴结、肝等反射区各推压50～100次，力度以胀痛为宜；

(2)输尿管、肺、腹腔神经丛等反射区各刮压50次，力度适中，速度中缓，每分钟30～50次为宜。

2.穴位按摩

有效穴位：太冲、太溪、公孙、三阴交、涌泉等穴位。

按摩手法：

按揉太冲、太溪、公孙、三阴交、涌泉各穴位30～50次，力度以胀痛为宜。

小贴士

头痛的预防及护理

1. 因外感头痛应膳食清淡、慎用补虚之品。宜食有助于疏风散邪的食物，如葱、姜、豆豉、藿香、芹菜、菊花等。风热头痛者宜多食绿豆、白菜、胡萝卜、芹菜、藕、百合、生梨等具有清热作用的食物。

2. 因内伤头痛虚证者以补虚为主，同时应辨明具体病因和兼症等不同情况，选用性味适当的食疗方剂，配合富于营养的食物，如肉类、蛋类、海味类以及山药、龙眼、木耳、胡桃、芝麻、莲子等；肝肾亏虚及气血不足者，宜食大枣黑豆、荔枝、龙眼肉、鸡肉、牛肉、龟肉、鳖肉等滋补肝肾，补益气血的食物。

3. 内伤头痛的实证，治以攻邪，属痰湿、瘀血者，宜食有健脾除湿或活血化瘀作用的食物，如山药、薏苡仁、橘子、山楂、红糖等。

4. 头痛的病人，应禁食火腿、干奶酪、保存过久的野味等食物，少喝牛奶、乳酪、啤酒、咖啡、茶叶及巧克力等食物；禁烟酒、禁喝浓茶，因为这些食物可导致心率加快、小动脉痉挛，而导致头痛加重。

5. 紧张性头痛的患者，多因与肝脾有关，饮食方面，注意晚饭可进食早一些或适当减少晚餐的用量。

头晕

头晕是一种常见的脑部功能性障碍，也是临床常见的症状之一。为头昏、头胀、头重脚轻、脑内摇晃、眼花等的感觉。

头晕可由多种原因引起，最常见于发热性疾病、高血压病、脑动脉硬化、颅脑外伤综合征、神经症等。此外，还见于贫血、心律失常、心力衰竭、低血压、药物中毒、尿毒症、哮喘等。抑郁症早期也常有头晕。头晕可单独出现，但常与头痛并发。

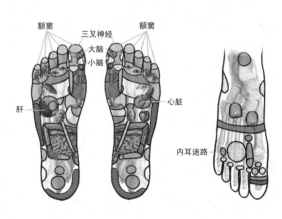

[按摩疗法]

有效反射区：小脑、大脑、三叉神经、额窦、耳、内耳迷路、肝、心脏等。

按摩手法：

(1)小脑：以点按为主，可结合叩法。

(2)大脑：以趾腹为中心向四周推按。中心部分以点按为主，可结合叩法。

(3)三叉神经：以趾腹内侧向外侧推按。中心部分以点按为主，可结合叩法或捏法及掐法。

(4)额窦：均以点按为主。

(5)耳：按摩时要由上往下扣住后，往外侧按摩。

(6)内耳迷路(平衡器官)：由远心端向近心端按摩。以推按或叩法为主。

(7)肝：按摩是由下向上和由内向外，均向中点处按摩。以刮法或推法为主。

(8)心脏：由远心端向近心端按摩。以推按或叩法为主。

食疗小验方

鸭蛋赤豆治头晕：鸭蛋一个，赤豆20粒，搅匀蒸熟，早晨空服，每日1次，连服7天有效。

鸡蛋红糖治头晕：豆油适量放锅内烧热，将2个鸡蛋、30克红糖(放一点水搅拌)倒入锅内煎熟，空腹服用，连服10天。为巩固疗效，也可多服几天。

失眠

失眠又称"不寐"，是以经常不易入睡，或睡后易醒，或睡后梦多为主要特征。失眠的形式有三：一是难于入睡起始失眠；二是睡眠浅而易于惊醒间断失眠；三是睡眠持续时间早于正常，早醒后不能再入睡(早醒失眠)。引起失眠的主要原因是精神过度紧张或兴奋，并伴以头昏脑涨、头痛、多梦、记忆力减退、神倦胸闷、注意力不集中、食欲不振、手足发冷。

[按摩疗法]

1.反射区按摩

有效反射区：肾上腺、小肠、肾、脾、心、输尿管、膀胱、肝、失眠点、甲状旁腺、甲状腺、生殖腺等反射区。

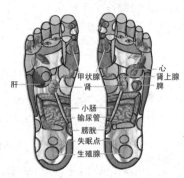

肝　甲状腺　心
　　　肾　肾上腺
　　　　　脾
　　小肠
　　输尿管
　　膀胱
　　失眠点
　　生殖腺

按摩手法：

(1)示指扣拳，在心、肝、肾上腺、肾、膀胱、脾反射区按揉50～100次，力度稍重，以酸痛感为宜；

(2)在腹腔神经丛、甲状腺、生殖腺、失眠点、甲状旁腺等反射区按10～30次，力度适中；

(3)在输尿管反射区刮压30～50次。

2.穴位按摩

有效穴位：涌泉、太溪（见81页图）、太冲、三阴交等穴。

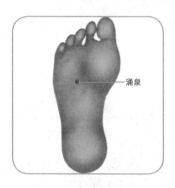 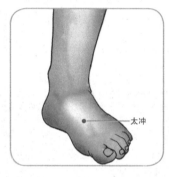 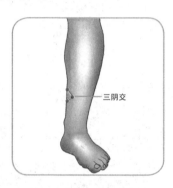

按摩手法：

(1)擦涌泉5分钟，以局部感觉发热为度。擦时要呼吸自然，不要屏气，速度要均匀，每分钟80次左右。

(2)点按太溪、太冲、三阴交10～30次，力度以酸胀为宜。

 小贴士

失眠的预防及护理

1.患失眠症者，自疗不能依赖于药物，应力争消除引起失眠的原因。

2.忌用热性补药，如鹿茸、人参、附子等。

3.无论冬夏，应坚持睡前用40~50℃的热水洗脚，然后再搓揉脚底片刻；冬天更应该将脚部搓至温热。

4.生活应有规律，晚餐不宜吃得过饱，睡前不吸烟、不喝茶和咖啡。

5.睡前用温水泡脚或入睡前洗个热水澡，会使你感到身心放松，易于入睡。

6.一般情况下每人每天需要7～9小时的睡眠时间。不要担心睡得太多，人体内有生物钟，它不允许让你睡得过多。

⊚ 眩晕

　　眩晕是包括视觉、本体觉、前庭功能障碍所致的一组症候。一般认为眩晕是人的空间定位障碍所致的一种主观错觉，对自身周围的环境、自身位置的判断发生错觉。一般来说，头晕、头昏相对较轻，而眩晕则较重。眩晕包括摇晃感、漂浮感、升降感。

　　眩晕的常见症状是头晕旋转，两目昏黑，泛泛欲吐，甚至昏眩欲仆，如处舟楫之中。眩晕的治疗，临床上颇为棘手，足部按摩疗法则是取效甚捷的一种方法。

[按摩疗法]

1.反射区按摩

　　有效反射区：垂体、小脑、脑干、大脑、内耳迷路、耳、眼、肝、肾、输尿管、膀胱、肺、肾上腺、甲状腺、脾等反射区等。

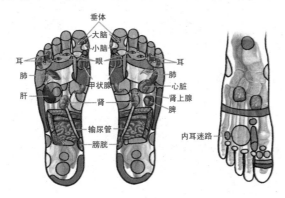

　　按摩手法：

(1)大脑、小脑、甲状腺、颈项、眼、耳等反射区扣拳各推压30~50次，力度适中；

(2)肺、肝、输尿管、膀胱、脾等反射区各点按10~20次，用力以局部酸痛为宜。

(3)刮压内耳迷路20~30次，力度适中。

2.穴位按摩

　　有效穴位：大敦、至阴、足窍阴、足三里、丰隆等穴。

　　按摩手法：

(1)大敦、足窍阴、至阴穴处掐按5~10次，力度适中；

(2)足三里、丰隆穴处按揉10~30次。

眩晕患者的预防及护理

1.保持心情舒畅，避免劳累过度，注意饮食营养。

2.发作时应卧床休息，室内宜安静，空气要通畅，光线尽量暗些。避免刺激性食物及烟酒，饮食宜少盐。

3.发作间歇期不宜单独外出，以防事故。

4.眩晕者应保持安静，心情愉快，保证充足的睡眠和休息，避免用脑过度，精神紧张等。饮食宜清淡，适当参加体育锻炼。

5.眩晕由颈椎病引起者，睡眠时要选用合适枕头，避免长期低头工作，要注意保暖。

6.眩晕由高血压、动脉硬化引起者，要经常测量血压，保持血压稳定，控制饮食及血脂，饮食宜清淡，情绪要稳定。

7.眩晕由贫血引起者应适当增加营养，可应用食物疗法及辅助药物治疗。

 贫 血

贫血是各种不同病因引起的综合病症。血液中红细胞和血红蛋白量明显低于正常时称为贫血。

[按摩疗法]

1.反射区按摩

有效反射区：胃、肾、小肠、输尿管、膀胱、甲状腺、心、肝、脾、横结肠及各大肠反射区。

按摩手法：

(1)点按肾、胃、心、肝、脾、小肠、膀胱等反射区各50～100次，力度以局部酸痛为宜；

(2)输尿管反射区由上向下、甲状腺反射区由下向上、肺反射区由内向外各推压50～100次，力度适中；

(3)各大肠反射区各推按30～50次，力度轻缓。

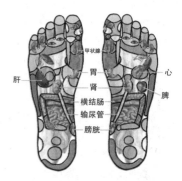

2.穴位按摩

有效穴位：太溪、三阴交、涌泉等穴位。

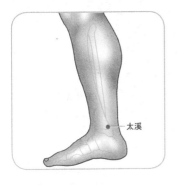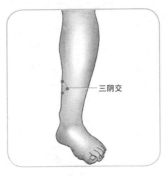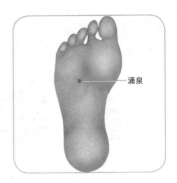

按摩手法：

(1)点按太溪、三阴交30～50次；

(2)揉擦涌泉50～100次。

参归鸽肉汤：鸽1只，党参25克，当归12克，加水煨汤服。可用于血亏气虚、脾肾阳虚型贫血。

糯米阿胶粥：糯米60克，阿胶30克，红糖少许。先用糯米煮粥，待粥将熟时，放入捣碎的阿胶，边煮边搅匀，稍煮2～3沸即可。适用于心脾两虚、气血双亏型贫血。

樱桃龙眼羹：龙眼肉10克(或鲜龙眼15克)，枸杞子10克，加水适量，煮至充分膨胀后，放入鲜樱桃30克，煮沸，加白糖调味服食。樱桃每100克含铁量为5.9毫克，本方适用于缺铁性贫血。

韭菜炒猪肝：猪肝100克，韭菜50克，洋葱80克，色拉油1大匙。制作：洗净猪肝的血液，切成5毫米薄片，先下锅煮至七成熟，然后与新鲜韭菜、洋葱同炒，并调好味。适用于血虚萎黄、贫血、慢性肝炎等。

呃逆

呃逆即打嗝，是指气从胃中上逆，喉间频频作声，声音急而短促，是一个常见的生理现象。

打嗝常常是由于饮食过饱后引起的。引起打嗝的原因有多种，包括胃、食管功能或器质性改变，也有外界物质、生化、物理刺激引起。

[按摩疗法]

有效反射区：喉、颈椎、胃、腹腔神经丛、横膈膜等反射区。

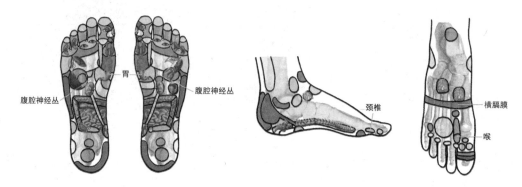

胃　　腹腔神经丛　　颈椎

腹腔神经丛　　　　横膈膜　　喉

按摩手法：

(1)调整呼吸，吸气时用力按压横膈膜、胃的反射区。

(2)对于足部的反射区按压可以同时把腿伸直向上抬起；呼气时示指放松，腿回复原位，反复10次。

(3)然后右腿的做法同左腿。往往在刺激反射区的过程中，不知不觉地使打嗝儿停止了。一般来说用手搓手背的横膈膜就可慢慢止住打嗝。

小贴士

呃逆的预防及护理

1.不要过食生冷油腻之物。饮食清淡，不宜过饱。

2.注意足部保温；用开水烫脚，可立刻止住打嗝。

3.拍打背部，揉压背部中央线、上下分布的督脉经络，也有好的疗效。

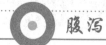 腹泻

腹泻指排便次数多于平时，并且(或者)粪便稀薄，含有过多的水分或脂肪，是常见的消化系统疾病的症状之一。

临床表现：大便次数增多，粪便稀薄或如水样，可含有黏液或浓血。根据病因不同，可有不同的表现，如发热、腹痛、呕吐、乏力、脱水等。

[按摩疗法]

有效反射区：腹腔神经丛，上、下身淋巴腺，大、小肠等反射区。

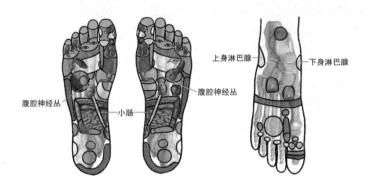

按摩手法：

(1)在按压腹腔神经丛时会感到疼痛，应以指边稍加用力地揉压。

(2)将胃肠部分、十二指肠及淋巴腺的反射区带仔细地刺激揉摩，这些区带若轻刺激是无效的，不痛也是无效的。

腹泻的预防及护理

1.注意饮食卫生，不喝生水，不过食生冷和刺激性食物，不吃被污染和腐败变质的食物。饮食定时定量，避免暴饮暴食。

2.当气候变化和地理环境变化时，要注意风寒暑湿外邪侵袭，晚上睡觉要盖好腹部。

3.注意情绪调整。精神因素是造成某些腹泻的重要原因，所以要注意调整情绪，避免惊吓、精神紧张。

4.发病初期，饮食应以能保证营养而又不加重胃肠道病变部位的损伤为原则，一般宜选择清淡流质饮食，如浓米汤、淡果汁和面汤等。

5.急性水泻期需要暂时禁食，脱水过多者需要输液治疗。

6.缓解期排便次数减少后可进食少油的肉汤、牛奶、豆浆、蛋花汤、蔬菜汁等流质饮食。以后逐渐进食清淡、少油、少渣的半流质饮食。

7.恢复期腹泻完全停止时，食物应以细、软、烂、少渣、易消化为宜。如食欲旺盛，就少食多餐。

便秘

便秘是指大便秘结不通，排便间隔时间延长，或虽有便意，但排便不畅。可见于多种急慢性疾病。便秘的原因十分复杂，有排便动力缺乏，不合理的饮食习惯，不良排便习惯，体质因素，自主神经系统功能紊乱等。常见的有习惯性便秘，老年性便秘等。

临床表现：排便次数减少，3～4天1次，甚至1周1次，粪便坚硬干燥，排便时可引起肛门疼痛。还可伴有腹痛、肠鸣、反胃、恶心、嗳气、食欲不振、心悸、乏力、烦躁易怒等症状。

[按摩疗法]

有效反射区：胃、脾、十二指肠、小肠、大肠、肛门等反射区。

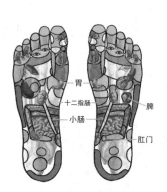

按摩手法：

(1)用拇指按压脚底的十二指肠、胃、左脚上的乙状结肠及内踝上方的直肠等区域时，以酸胀感为度；

(2)把升结肠及横结肠的反射区仔细按摩。以酸胀感为度；

(3)用拇指腹由下往上仔细推揉脚内踝上的直肠区；

(4)对胃、脾的反射带进行按摩，约10分钟左右；

(5)然后按摩小肠、大肠、肛门的反射区带，直至疼痛消失为止。

 小贴士

便秘的预防护理

1.避免煎炒、酒类、辛辣或寒凉生冷，多吃蔬菜、水果、粗粮，多饮水。

2.要多活动肢体，加强肛提肌的锻炼，避免久俯久卧，不能滥用泻药。

3.定时排便。养成按时排便的良好习惯，如果想排大便不必强忍着不排，否则失去的便意不易再出现，以至于粪便中的水分被大肠过量吸收，引起便秘。

4.积极防治原发病。痔疮、肛裂、肠粘连、甲亢、甲低、尿崩症等疾病均可导致便秘。积极防治这些疾病，也是预防便秘的重要方面。

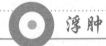

◉ 浮肿

浮肿是由于水液代谢障碍，排尿困难，而使水液停留在皮下组织的病证。中医称为"水肿""水毒"。

由于长久站立、在椅子上久坐、蹲着干活的人中容易发生浮肿，可同时出现足循环系统障碍，发冷和足麻木等；还可见到头痛、发烧、眩晕、恶心、腹水等症状。

[按摩疗法]

有效反射区：肾上腺，肾，输尿管，膀胱等反射区。

按摩手法：

(1) 按摩4个基本的反射区(输尿管、膀胱、肾脏、肾上腺)20~30分钟；

(2) 已明确为心脏、肝脏、肾脏病所致浮肿原因者，充分按摩其病所相应的反射区带。

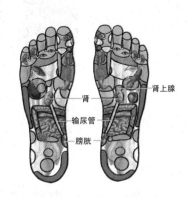

肾上腺
肾
输尿管
膀胱

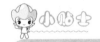

浮肿的预防及护理

1.按摩小腿肚子上的肌肉。用两手一边捏小腿肚子上的肌肉，一边从中间向上下按摩，不断变化按捏的肌肉，重复5次。

3.按摩小腿前面的腿骨肌肉。两手握住小腿，大拇指按住小腿前面的腿骨，从下往上按摩，重复3次。除了拇指，其他手指也要相应加大力度按摩肌肉。

4.按摩大腿肌肉。把拇指放在膝盖上面，两手握住大腿的肌肉，边按压边按摩，重复5次。

5.白天避免劳累和情绪激动；低盐饮食；不宜饱食，尤其是晚餐。

◉ 肝炎

肝炎是由人体感染肝炎病毒引起的一种传染性疾病。是由甲，乙，丙，丁，戊型肝炎病毒引起。肝脏是一个具有把体内毒素、体外侵入的毒素、酸性废物等解毒中和，对营养物质进行处理和蓄积等重要作用的脏器。

肝脏病在嗜酒且易醉、大醉的人、皮肤极粗糙的人，易疲乏的人中容易引起。最初有头痛、微热、全身倦怠、恶心、胸腹胀感等。

[按摩疗法]

有效反射区：肝、胆反射区，肾，胃，十二指肠，脾，腹腔神经丛，上、下身淋巴腺。

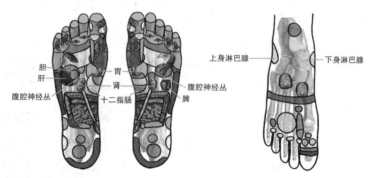

胆
肝
腹腔神经丛
胃
肾
十二指肠
上身淋巴腺
下身淋巴腺
腹腔神经丛
脾

按摩手法：

(1)揉按肝、胆反射区30～50次，直至疙瘩和疼痛减弱为止；

(2)胃、十二指肠、肾、脾、腹腔神经丛、上、下身淋巴腺反射区各双指捏按30～50次。

肝炎的预防及护理

1.预防接种和注射药物时，必须用单独的注射器和针头。

2.要适量：吃得太多会加重胃肠负担，影响消化吸收，甚至诱发疾病。

3.要新鲜：新鲜水果含大量维生素C，可增加营养，保护肝脏。腐坏水果会产生有害物质，加重肝脏负担。

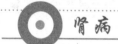 **肾病**

肾病是指肾脏的各种病证。导致肾疾病脏的病因多种多样，如六淫、七情、饮食、劳逸、疲劳、意外伤害等，多种内外因素均可致病。

肾脏病中最多见的是肾炎。肾炎是肾小球(有过滤血液，制造尿液的作用)发炎所引起的疾病。中医认为最大的原因是劳心或郁闷积结而成。

肾病的主要症状表现为血尿、浮肿，血压上升、有倦怠感，注意力不集中，怕冷又怕热等。

[按摩疗法]

有效反射区：肾，输尿管，膀胱，肾上腺，脑垂体，上、下身淋巴腺反射区。

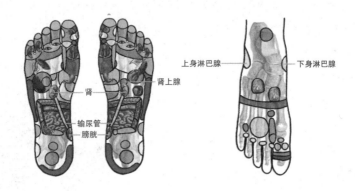

按摩手法：

(1) 用拇指揉压肾、肾上腺、输尿管、膀胱等反射区各30～50次；

(2) 单示指扣拳点按脑垂体，上、下身淋巴结等反射区30～50次，力度适中。

肾病的预防及护理

1.预防感冒和各种感染性疾病(如扁桃体炎、喉炎、牙周炎等)。当发生上述感染性疾病时，细菌可通过血行到达肾脏，引发本病。

2.避免过劳和受寒。当过度劳累和感受寒冷刺激之后，人体抵抗力减弱，免疫机能低下，容易引起各种感染性疾病，诱发或加重本病。

3.避免情志抑郁。在精神紧张、情志抑郁的情况下，体内的免疫活性胸腺淋巴细胞(又称"T细胞")数量减少，活性减弱，免疫功能低下，容易发生各种疾病。

4.控制饮食结构，避免酸性物质摄入过量，加剧酸性体质。

5.参加有氧运动，适当锻炼身体。

6.保持良好的心情，不要有过大的心理压力。

7.远离烟、酒。

◎ 癫痫

癫痫是一种复发性脑异常放电所致的精神障碍，可表现为意识、感觉、运动、行为和自主神经等不同障碍，癫痫与遗传、饮食、七情，六淫、跌打损伤、特别是惊恐所致有关。本病在临床上常有肢体抽搐，意识丧失等症状。可分为原发性和继发性两种，原发性癫痫大脑内无器质性的病变，继发性癫痫则有相应的脑部病变和损伤。

[按摩疗法]

有效反射区：大脑，肝，心脏，脾，肾，小脑。

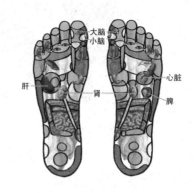

按摩手法：

(1)用拇指揉心脏、肝、脾、肾等反射区各30～50次；

(2)示指刮压大脑、小脑等反射区各30～50次，力度适中。

小贴士

癫痫的预防及护理

1.防止过劳。因为癫痫病人的神经元的不稳定性，当过度劳累或得不到充分休息时，就可能促使神经元异常放电，诱发癫痫发作。

2.调摄情志。精神刺激如惊吓、恐惧、焦虑等，可引起神经元异常放电，导致癫痫发作。

3.调摄饮食。癫痫病人饮食宜清淡，少吃油腻及辛辣食品，忌食高盐及碱性食物如海带、香蕉、南瓜、茄子、芹菜等。

4.注意安全。禁止危险工作和危险活动，如高空作业、游泳和驾驶车辆等。对继发性癫痫，应找出原因，进行治疗。

5.对大发作的癫痫病人，要防止跌伤或撞伤，同时解松衣领和腰带，将手帕或压舌板(外裹纱布)塞入齿间，防止咬伤舌头。惊厥时，应在背后垫些软物，以防骨折。惊厥停止后，让患者头转向一侧让痰涎流出，以防窒息。

慢性胃病

慢性胃病一般包括慢性胃炎、胃及十二指肠溃疡和胃神经官能症。慢性胃炎的主要症状是上腹痛，规律性不明显，有食后上腹部不适、饱胀、嗳气、恶心、嘈杂等。胃溃疡好发于胃小弯，疼痛多在食后半小时至两小时之间发生；十二指肠溃疡多为夜间痛，吃点东西后就能缓解；溃疡病的其他伴随症状有吞酸、嘈杂及神经官能症状。胃神经官能症是一种胃神经功能性疾病，常见于神经兴奋型的病人，发作与精神情绪有关，以突然而剧烈的胃痉挛性疼痛为主症。

中医认为慢性胃病的病位在胃，与肝、脾二脏关系密切，气候寒冷、饮食不节、情志不调常是此类疾病的重要诱因。

[按摩疗法]

1.反射区按摩

有效反射区：肾、输尿管、膀胱、胃、脾、肝、胆、十二指肠、大脑、食管、小肠及各大肠反射区。

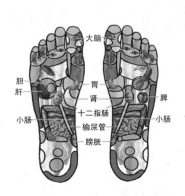

按摩手法：

(1)用拇指揉压胃、十二指肠、大脑、食管、肝、脾、肾等反射区各30~50次；

(2)示指刮压膀胱、输尿管、肺、小肠、升结肠、降结肠、乙状结肠直肠、盲肠等反射区各30~50次，力度适中。

2.穴位按摩

有效穴位：三阴交、阳陵泉、足三里、上巨虚、下巨虚、太冲等穴位。

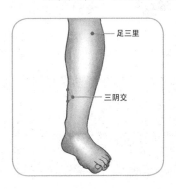
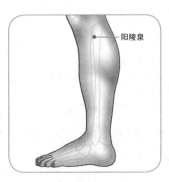
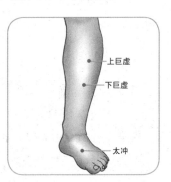

按摩手法：

单示指扣拳，点按以上各穴位，按揉30～50次，力度稍重，以局部胀痛为宜。10天为一疗程，每日2次。

 小贴士

慢性胃病的饮食禁忌

1.饮食要有规律，少食多餐，定量定时，勿贪吃贪喝。

2.饮食宜应柔软、易消化。

3.忌食辛辣刺激性食物，忌烟酒。

4.保持心情舒畅，合理安排工作和休息，避免精神过度紧张和过度疲劳。

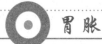 胃胀

胃胀是指病人感觉胃脘撑胀、外观又有胀满的形态表现的一种病症，可同时伴有胃脘疼痛、恶心、呕吐、不能进食等临床表现。

引起胃胀的主要原因有：寒湿之邪侵袭人体，壅遏胃气；饮食不节，饥饱失常，日久损伤胃腑；情志不节，忧思恼怒，致气结于胃。

[按摩疗法]

有效反射区：胃，脾，十二指肠，大肠，小肠，肝的反射区。

按摩手法：

(1)单指扣拳，胃、脾、十二指肠等反射区各按揉50～100次；

(2)用拇指揉压大肠、小肠、肝等反射区各30～50次。

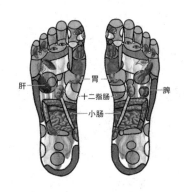

 小贴士

胃胀的预防与护理

保持生活规律，饮食定时定量，易消化，进食细嚼慢咽、不易过饱，忌生冷与刺激性食物等；保持良好的情绪，放松精神，适量运动，对功能性消化不良引起的腹胀很重要。

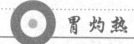

胃灼热

胃灼热指括约肌缺乏弹性，无法紧闭，导致食物逆流回食道或口中。胃灼热的根本原因是胃酸分泌不正常，胃酸分泌过多会逆流至食道，导致食道周围的疼痛和烧灼感。胃酸分泌不足，胃消化动力不足，食物停留在胃中也易导致烧心。

[按摩疗法]

有效反射区：颈椎，腹腔神经丛，胃，肾，食道。

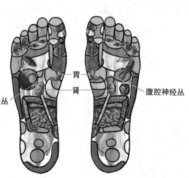

胃
肾
腹腔神经丛
腹腔神经丛

按摩手法：

（1）颈椎、腹腔神经丛各推压50～100次；

（2）胃、肾、食道等反射区示指扣拳各按揉50～100次；

胃灼热的预防

1.节制饮食，分量不可太多，要细嚼慢咽；忌烟、酒、咖啡、辛辣食物。

2.情绪平稳，避免餐后平卧，睡前禁食，将头位垫高。

3.勿吃油腻食品，如脂肪含量较高的肉类及乳品，以免刺激胃酸。

4.不要喝牛奶或薄荷，以免刺激胃酸分泌或反流。

胃下垂

胃下垂是指人体站立时，胃的下缘达至盆腔，胃小弯弧形最低点降至髂嵴连线以下。属中医"胃缓"范畴。

多见于体形瘦长的人，生育多的妇女、有消耗性疾病者、腹壁松弛或较薄的人易患此病。

临床表现：轻者没有明显症状，重者可有上腹部不适，胃脘隐痛，腹胀，饭后加重，平卧可减轻，可伴有消化不良、食欲减退、消瘦乏力、嗳气、恶心、便秘、头晕、低血压、心悸等症状。

[按摩疗法]

1.反射区按摩

有效反射区：腹腔神经丛，胃、脾、肝、肾、小肠等反射区。

按摩手法：

(1)示指腹腔神经丛推压50~100次；

(2)在胃、脾、肝、肾、小肠等反射区按揉30~50次。

2.穴位按摩

有效穴位：内庭、隐白、商丘、冲阳等穴位。

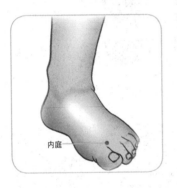
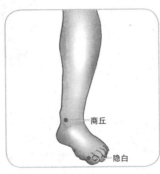
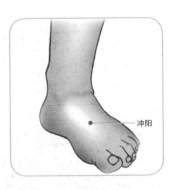

按摩手法：

(1)用力点揉内庭穴50~100次，力稍重，以酸痛为宜；

(2)单指按揉隐白、商丘、冲阳30~50次，力度适中。

小贴士

胃下垂患者的预防与护理

1.注意锻炼身体，提倡劳逸结合；如果过度疲劳，身体虚弱，中气不足，容易造成胃下垂；加强营养，避免消瘦；营养不足，身体消瘦，腹腔脂肪减少，腹肌收缩力减弱，就容易导致胃下垂。

2.饮食调养方面要定时定量，少食多餐。每天3~5餐，每次吃七八成饱，要细嚼慢咽；节制生冷食物，特别是冷水、凉菜、生菜、生食等；忌食不易消化的食物，如油炸、油煎的肉类，腊肉、鱼干、粘糕、韭菜等。

胃肠功能紊乱

胃肠道功能紊乱，又称胃肠神经症，是一级胃肠综合征的总称，多有精神因素的背景，以胃肠道运动能紊乱为主，而在病理解剖方面无器质性病变基础，因此也不包括其他系统疾病引起的胃肠道功能紊乱。临床表现主要在胃肠道涉及进食和排泄等方面的不正常，也常伴有失眠、焦虑、注意力不集中、健忘、神经过敏、头痛等其他功能性症状。

[按摩疗法]

有效反射区：颈椎、腹腔神经丛、胃、十二指肠、小肠、胰、肝、升结肠、横结肠、降结肠、横膈膜、直肠、肛门、尿道、膀胱、输尿管、肾脏等。

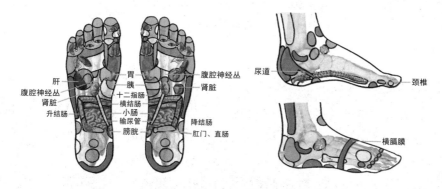

按摩手法：

(1) 颈椎：按摩一至五颈椎要由下往上，按摩五至七颈椎时要从上往下。一般由远心端向近心端推按，或以示指由远侧向近侧刮按，力量不可过重，有拇外翻的患者尤应注意。

(2) 腹腔神经丛：按摩时以点按开始，可使用捏法、掐法，再由上向下推按，如若配合揉法效果更佳。

(3) 胃：由外向内推法为主，手法之初也可以揉法开始。在双脚大脚趾下方第一骨头下方的凹陷处。左脚按摩方向是由外往内，右脚按摩方向是由内往外。

(4) 小肠：可内外往返按摩，也可由上向下推按或以掌根揉之。

(5) 十二指肠：左脚按摩方向是由外往内，右脚按摩方向是由内往外。按摩时由胃反射区顺沿而下。

(6) 胰：左脚按摩方向是由外往内，右脚按摩方向是由内往外横行按摩。

(7) 肝：肝反射区按摩时由下向上和由内向外，均向中点处按摩。以刮法或推法为主，胆反射区按摩时以环形揉按或定点捏拿为主。

(8) 升结肠：位于右脚底的外侧，在脚后跟上方凹陷处再往上按摩约一半与右脚横结肠相交处是升结肠。按摩方向要由下往上。与横结肠、降结肠统称大肠。

(9) 横结肠：按摩方向要由外往内推按。

(10) 降结肠：按摩方向要由上往下。

(11) 横膈膜：按摩方向是从小趾头方向划半圆至大脚趾的方向。

(12) 直肠：按摩时由上向下各足跟疗推按。也可以捏拿手法施术。

(13) 肛门：找到按摩点时，要定点揉按。

(14) 尿道：按摩方向是由膀胱反射区往脚后跟方向推。

(15) 膀胱：按摩方向是由输尿管连接点斜向尿道方向推按，即由外向内推按。

(16) 输尿管：按摩方向是由肾脏连接点往膀胱斜向推按。

(17) 肾脏：按摩时由四周向中心、向下往输尿管方向推按。

 小贴士

胃功能紊乱的预防

1.注意饮食卫生，吃饭时一定要细嚼慢咽，使食物在口腔内得到充分的磨切，并与唾液混合，减轻胃的负担，使食物更易于消化，尽量少吃刺激性食品，更不能饮酒和吸烟。

2.要重视心理卫生，解除心理障碍，调整脏器功能；适当参加体育锻炼，参与娱乐活动，直至学会幽默，可以减少心理上的挫折感；生活起居应有规律，少熬夜，不过分消耗体力、精力，主动适应社会及周围环境，注意季节气候变化及人际关系等因素对机体的不良影响，避免胃肠道功能紊乱的发生或发展。

 # 胃、十二指肠溃疡

胃、十二指肠溃疡是极为常见的疾病，它的局部表现是位于胃、十二指肠壁的局限性或椭圆形的缺损。患者有周期性上腹部疼痛、反酸、嗳气等症状，本病易反复发作，呈慢性经过。有胃及十二指肠溃疡两种。其发生和胃酸分泌有关。

[按摩疗法]

有效反射区：胃、十二指肠、小肠、大肠反射区。

按摩手法：

(1) 胃、十二指肠、小肠等反射区各推压50～100次；

(2) 对小肠及乙状结肠部分加以仔细按摩约20分钟。

十二指肠溃疡患者的注意事项

1.精神愉快，饮食有节，起居有常。这样，人体的防御功能就会增强，胃神经的调节功能也会增强，从而防止慢性胃炎的发生。

2.应规律进餐，可以少量多次，并避免粗糙、过冷、过热和刺激性大的饮食，如辛辣食物、浓茶、咖啡等；戒烟限酒。

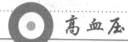

高血压

高血压是一种以体循环动脉血压升高的临床综合征，多发生在40岁以上中老年人，是临床常见多发病。高血压可分原发性和继发性两种。继发性高血压是由其他疾病引起，是肾脏病、糖尿病、内分泌疾病、颅内病变等所引起的一种症候，而不是一个独立的病。原发性高血压则称为高血压病。多因肝肾阴虚、肝阳上亢，或肾虚、阴虚阳亢，或受精神刺激，大脑紧张所致。可见原发性高血压是由于"阳亢"(或因虚致实)而导致人体大脑皮质功能紊乱而引起的。

[按摩疗法]

1.反射区按摩

有效反射区：肾、肝、肾上腺、输尿管、膀胱、大脑、垂体、颈项、腹腔神经丛、心、肝、血压点等反射区。

按摩手法：

(1)单指扣拳，在肾上腺、肾、膀胱、心、肝、大脑等反射区各按揉50～100次；

(2)单指扣拳，输尿管反射区由下至上，颈项反射区推压50～100次，力度适中；

(3)血压点、垂体等反射区点按50次，力度以酸痛为宜；

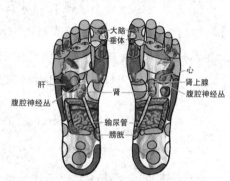

(4)双指扣拳，在腹腔神经丛反射区刮压50～100次。

2.穴位按摩

有效穴位：涌泉、太溪、照海、太白等穴位。

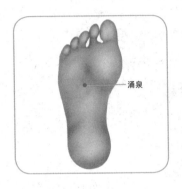
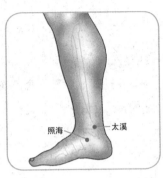
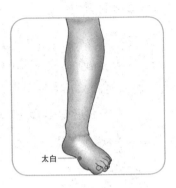

按摩手法：

(1)用力点揉涌泉穴50～100次，力稍重，以酸痛为宜；

(2)单指按揉太溪、照海、太白30～50次，力度适中。

高血压患者的注意事项

1.不要盲目降压。须找出病因，对症治疗。

2.坚持长期合理服药，勤测血压，及时调整剂量，巩固疗效。

3.防止情绪激动，保证睡眠充足，心情舒畅。

4.宜晨起即服降压药，忌睡眠前服降压药。

5.宜每天坚持温水浴(摄氏40℃)，浴室温度也不能太低。

6.多饮矿泉水、冰化水(结冰后融化的水)。

7.减少房事，缩短房事时间，40岁以上更宜节制。

8.保持大便畅通，排便时勿要用力屏气。

9.工作环境和居住房间的色调最好是绿色、蓝色等冷色调，它能使情绪安稳不易发生冲动。

10.合理膳食，总原则是低糖、低盐、低脂、高纤维素。饮食应清淡，少吃盐。蛋白质的摄入以植物蛋白为主，多吃新鲜蔬菜、水果，蔬菜水果中含有多种维生素，可改善血管的通透性，使血管保持弹性。同时要戒烟限酒。

低血压

低血压是指体循环动脉血压偏低，收缩压低于90毫米汞柱(12千帕)，舒张压低于60毫米汞柱(8千帕)，并伴有头晕等不适症状。本病多由慢性消耗性疾病、营养不良、垂体前叶功能减退、心血管疾病等引起，患者中女性多于男性。

[按摩疗法]

1.反射区按摩

有效反射区：大脑、甲状腺、肺、肾上腺、肾、输尿管、膀胱等反射区。

按摩手法：

(1)大脑、甲状腺、肺、输尿管等反射区各推压50~100次；

(2)膀胱、肾上腺、肾等反射区示指扣拳各按揉50~100次；

2.穴位按摩

有效穴位：三阴交、太溪、太冲、足三里、涌泉等穴位。

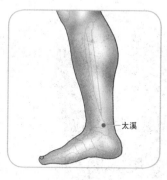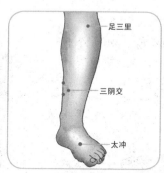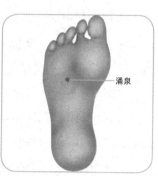

按摩手法：

(1)点按太溪、三阴交、足三里、太冲30~50次，力度以酸胀为宜；

(2)双指扣拳擦涌泉，以脚心发热为宜。

食疗小验方

1.水鸭1只，去毛及肠脏，将冬虫夏草12克洗净放水鸭腹内，用竹签缝好刀口，放炖盅内加水适量隔水炖熟，用食盐调味，喝汤食肉。

2.栗子200克(去壳),猪脊肉200克,洗净切块,煲汤,加食盐及味精调味服食。每周1次,连服1个月。

3.当归、黄芪、红枣各50克,鸡蛋4只同煮熟,吃蛋喝汤,每日早晚各1次,空腹吃。

4.红枣20克,沙参15克,生熟地10克,加水适量用炖盅隔水蒸3小时后,加蜂蜜适量,每日分2次吃完,连服15天。

◉ 高脂血症

血脂为血液中所含脂类物质的总称。血液中的脂类主要三酰甘油、磷脂、胆固醇和游离脂肪酸。由于脂肪代谢或运转异常使血浆一种或多种脂质高于正常,称为高脂血液。脂质不溶或微溶于水必须与蛋白质结合以脂蛋白形式存在。因此,高脂血症常为高脂蛋白血症。

高脂血症是促使动脉粥样硬化和危及人类健康的冠状动脉粥样硬化心脏病的主要危险因素之一,而降低血脂可以降低冠状动脉粥样硬化性心脏病的发生率。

[按摩疗法]

1.反射区按摩

有效反射区:大脑、甲状腺、胰、小肠、肝、胆、肾等反射区。

按摩手法:

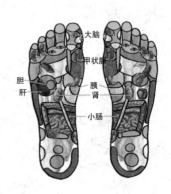

(1)示指扣拳在大脑、胰、小肠、甲状腺等反射区处推压50～100次;

(2)在肝、胆、肾等反射区按揉30～50次。

2.穴位按摩

有效穴位:涌泉、足三里、丰隆、大冲、行间等穴位。

按摩手法:

(1)擦涌泉50～100次;

(2)点按足三里、丰隆50～100次,力度适中,以胀痛为宜;

(3)掐太冲、行间两穴30～50次,力度以胀痛为宜。

高脂血症患者的注意事项

1.高脂血症的饮食调理总的原则：控制总热量，限制脂肪，减轻体重，促使自己动用体内积存的脂肪。

2.改变做菜方式：做菜少放油，尽量以蒸、煮、凉拌为主。少吃煎炸食品。

3.加强体力活动和体育锻炼。

4.避免过度紧张：情绪紧张、过度兴奋。

5.戒烟，少饮酒。

心绞痛

心绞痛系指急性暂时性心肌缺血、低氧而引起发作性胸痛为主的临床综合征。属中医"胸痹心痛"范畴。心绞痛一般呈压榨性、憋闷性或窒息性疼痛，患者被迫停止一切活动，并伴出汗。心绞痛的典型部位是胸骨的上中段，胸骨后偏左偏心脏的部位。疼痛常放射到左肩，左肩前内侧到无名指，小指，有时放射至咽喉，颈部，下颌，牙齿，左肩胛甚至上腹部。

心绞痛一般都是突然发病，疼痛发作常有诱发原因，常见的诱因是情绪激动、发怒、兴奋、焦虑、体力劳动、跑步、登山、上楼梯、饱餐、寒冷天气、逆风行走和吸烟等。

中医认为心痛的病因有本虚、标实两类。以虚为本，尤以气虚为主，常兼有阳虚，病体久阳损阴，多有气阴两虚；而以血瘀、痰湿为标，心痛者不通则痛，是血瘀造成的结果。

[按摩疗法]

有效反射区：肾，肾上腺，输尿管，膀胱，心脏横膈膜，上、下身淋巴腺，肺及支气管，甲状腺，胃，腹腔神经丛等反射区对缓解心绞痛有效。

按摩手法：

(1)输尿管、膀胱、横膈膜等反射区各推压50～100次，力度稍重；

(2)心、肾、肾上腺、脑垂体等反射区各按揉50～100次；

(3)上、下身淋巴结，甲状腺，胃，腹腔神经丛等反射区各双指捏按30～50次。

小贴士

心绞痛患者的注意事项

1.防止过劳。

2.坚持适当的体育锻炼,锻炼对心脏疾病的益处远远大于害处。但必须指出,要根据自身的具体病情,进行力所能及的、适量的运动。

3.调节情志。长期精神抑郁易导致冠心病。

4.注意饮食。不要天天都吃肉,应少吃富含脂肪、胆固醇的食物,尽量控制糖的摄入,多食水果、蔬菜,多吃鱼,可喝牛奶。以利于保持大便通畅,降低血液中的脂质含量。

5.戒烟限酒。吸烟时的烟雾能增加血小板的黏滞性,烟碱能促使心跳加快、血压上升、血管痉挛、心脏耗氧量增加,从而诱发心绞痛。

6.心胸开阔凡事泰然处之。切不要为一点小事,而大动肝火,要保持良好的心情和心态。

7.节制房事,尤其在发作期间更当注意,以免因过度兴奋引起不测,甚至危及生命。

心力衰竭

心力衰竭是指心脏在心肌病变或负荷长期过重等原因下,工作能力减退,不能通过各种代偿将静脉回心血量充分排出,以维持足够的心排血量而出现静脉血流受阻,内脏器官瘀血,动脉系统灌注不足,不能适应全身的代谢需求,从而引发一些全身症状的一种病理状态。

心力衰竭的诱发因素常见为感染,以呼吸道感染为主。体力劳动和情绪激动也易使心率加快,心脏负担加重,诱发心衰。有心律失常现象的人也易诱发心衰,尤其是心动过速。

中医认为心力衰竭主要是心脏、肾脏、脾脏和肺脏同时产生病变所致,尤以肾阳虚为主。心肾阳虚,血液搏动无力,肾不纳气,阳衰不化水,则见喘促、心悸症状。

[按摩疗法]

有效反射区:肾,肾上腺,心脏,肺,脾,肝,输尿管,膀胱等反射区。

按摩手法：

(1)肝、甲状腺、输尿管、膀胱等反射区各推压50～100次，力度稍重；

(2)心脏、肺、脾、肾、肾上腺、脑垂体等反射区各按揉50～100次。

心力衰竭患者日常生活注意事项

1.保持病室环境安静、舒适整齐，空气新鲜，冬天注意保暖。

2.重度心力衰竭者应卧床休息，半卧位。

3.心衰的人饮食应控制好，轻度心衰者每日食盐不超5克，中度患者不超2.5克，重度心衰则不能超过1克。

4.一定要戒烟、戒酒，保持心态平衡，不让情绪过于兴奋波动，同时还要保证充足的睡眠。

5.避免劳累及过多谈话。

心律失常

心律失常指心律起源部位、心搏频率、节律或冲动传导发生异常。正常成年人在安静状态下的心跳在每分钟60～100次范围内，当心跳超出这一范围则属于心律失常。心跳次数不规则，忽快忽慢则导致心悸。

中医学认为心律失常多与精神因素，气血虚弱，突受惊恐，心失所主，心气不宁所致，属中医"胸痛"范畴。

[按摩疗法]

1.反射区按摩

有效反射区：心脏，肾，输尿管，膀胱，小肠区。

按摩手法：

(1)单指扣拳在心脏等反射区各按50～100次，以稍有疼痛为宜；

(2)在输尿管、膀胱、小肠反射区各推压50～100次，以酸胀为宜。

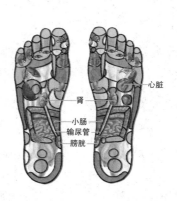

2.穴位按摩

有效穴位：涌泉穴。

按摩手法：

按揉涌泉穴50～100次，力度稍重。

 小贴士

心律失常患者日常生活注意事项

1.预防诱发因素。

2.稳定的情绪。保持平和稳定的情绪，精神放松，不过度紧张。

3.防止长期思虑过度。长期用脑过度，可导致神经功能紊乱，防御功能低下，引起高血压、心肌炎、冠心病和心律失常之类的疾病。

4.积极防治肺心病、冠心病、风心病、心肌炎等疾病，因为这些疾病容易引起或并发心律失常。

5.经常参加有益于身心健康的活动，如散步、登山、旅游、跳舞、看戏、听音乐、与朋友谈心等，就会心情轻松愉快，有助于预防心律失常。

 慢性肾炎

慢性肾炎是慢性肾小球肾炎的简称，它是与免疫反应有关的变态反应性疾病，可发生在任何年龄，尤以中、青年最为多见。绝大多数系由急性肾炎转变而来，也有少数病人起病缓慢，而无明显的急性肾炎病史，一发现即为慢性。

慢性肾炎主要症状为眼睑、腿、脚浮肿，浑身无力，容易疲劳，有蛋白尿或血尿，头痛，头晕，腰痛酸软，高血压等。慢性肾炎如果治疗不善，迁延日久，则可使肾脏组织遭到破坏，最后导致尿毒症。因此，对肾炎应于早期采取防治措施。

[按摩疗法]

1.反射区按摩

有效反射区：大脑、垂体、甲状腺、肾、肾上腺、脾、输尿管、小肠、膀胱、生殖腺1、腹腔神经丛等反射区。

按摩手法：

(1)按揉肾、肾上腺、膀胱、大脑、垂体、血压点、脾、生殖腺1、甲状旁腺等反射区各50~100次，力度稍重；

(2)输尿管反射区由上向下，推压50~100次，力度适中；

(3)小肠、腹腔神经丛、甲状腺等反射区各刮压30~50次；

(4)在足底部敲打50~100次，力度适中。

2.穴位按摩

有效穴位：三阴交、太溪、阴陵泉、足三里、内庭等穴位。

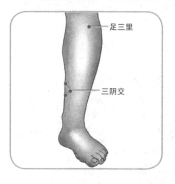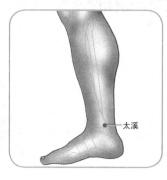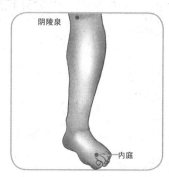

按摩手法：

点按三阴交、太溪、阴陵泉、足三里、内庭各穴位50~100次，以局部胀痛为宜。

慢性肾炎患者日常生活注意事项

1.视患者有无高血压及浮肿，分别给予低盐、无盐饮食。

2.为了保证热量的充足供应，糖类及脂肪一般不加限制。

3.膳食中应增加维生素B_1、B_2、A及C等营养素。饮食清淡，少食盐，勿过咸，或食用无盐食品。

4.水分不需限制，可饮用橘汁、西瓜汁、橙汁、果子水和菜汁等，以利尿消肿。戒绝烟酒。

5.伴有贫血者，应选含铁丰富的肝、腰、蛋黄、动物血、花生米、黑木耳、黑芝麻等。

6.保证充足的睡眠和休息，切忌疲劳。

7.减少房事，避免风寒。

泌尿系感染

泌尿系感染是由病原微生物侵入泌尿道引起的泌尿道炎症，临床以尿频、尿急、尿痛、脓尿、细菌尿为主要表现，多见20～40岁女性、50岁以上男性，女婴幼儿也常见。

引起尿路感染的常见原因是细菌感染，主要是金黄色葡萄球菌感染。体质虚弱，免疫力低，不能及时清除侵入体内的细菌，以及女性卫生不好、尿道短等因素均可导致泌尿系感染。

[按摩疗法]

1.反射区按摩

有效反射区：肾上腺，肾，输尿管，膀胱，生殖腺，甲状腺，肝，脾。

按摩手法：

(1)按揉肾、肾上腺、膀胱、生殖腺等反射区各50～100次，力度稍重；

(2)输尿管反射区由上向下，推压50～100次，力度适中；

(3)按揉甲状腺、肝、脾等反射区各30～50次，力度适中。

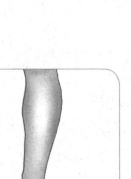

2.穴位按摩

有效穴位：太溪穴、行间穴。

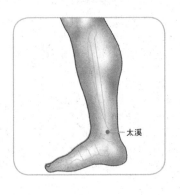
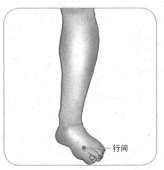

按摩手法：

按揉太溪穴、行间穴各50～100次，力度稍重。

泌尿系感染患者注意事项

　　1.经常保持外阴部清洁和性生活卫生。如果不讲究外阴卫生，大量细菌沉积于外阴部，进入尿道和膀胱，当身体抵抗力降低时，细菌就生长繁殖，发生泌尿道感染。

　　2.避免过食辛辣油腻食物。辣椒、生姜、大葱、大蒜及肥肉、油炸食品等辛辣油腻食物，易于助湿生热，湿热下注于膀胱，则诱发本病。

　　3.防止过劳。过度的体力劳动或过度的性生活，易耗伤阴精，阳热炽盛，机体内环境改变，免疫屏障减弱，容易引起泌尿道感染或反复发作。

胆囊炎

　　胆囊炎是胆囊的炎症性病变，一般分为急性和慢性两类。急性胆囊炎由化学性刺激和细菌感染引起，按病理特点又可分为急性水肿型和急性化脓型。慢性胆囊炎大多为慢性胆石性胆囊炎，少数为慢性非胆石性胆囊炎，是胆囊存留伤寒杆菌所致，其病理变化主要为胆囊纤维化及与周围组织的粘连。本病女性比男性多，尤其多见于中年、肥胖者。胆囊炎在中医文献中归属于"胁痛""结胸""黄疸""呕吐"等病症。

[按摩疗法]

有效反射区：胃，十二指肠，腹腔神经丛，肝，下腹部等反射区。

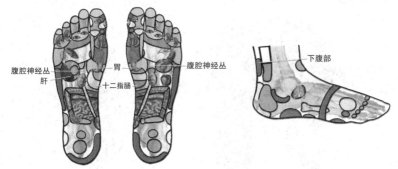

按摩手法：

(1)按揉胃、十二指肠、腹腔神经丛等反射区各50～100次，力度稍重；

(2)按揉肝、胆、下腹部等反射区由上向下30～50次，力度适中。

胆囊炎患者注意事项

1.避免长期精神抑郁。如果长期精神抑郁，神经系统和内分泌系统功能紊乱，可使胆囊排空障碍，致使胆汁郁积，胆囊壁受到化学刺激引起胆囊炎。

2.少吃过于油腻、胆固醇含量高的食物，避免暴饮暴食，防止肥胖，戒烟限酒，这些因素既能使胆囊炎发生，又能使胆囊炎发展。

3.平时要注意饮食，多吃清淡、容易消化的食物。不宜吃生冷、油腻的食物，不吃乳及乳制品。避免刺激胆囊收缩。

 神经衰弱

神经衰弱为神经官能症中最为常见的一个类型，主要表现为精神易兴奋和疲劳。常由于精神过度紧张、思想负担过度、脑力劳动过度等引起大脑皮层兴奋和抑制功能的紊乱而导致。

本病多起病于青壮年时期，患者常自觉身体有多种不适的感觉，且部位常不固定，但检查后很少有病理改变。

[按摩疗法]

1.反射区按摩

有效反射区：大脑、垂体、腹腔神经丛、小脑、耳、甲状腺、心、肾、肾上腺、脾、上身淋巴结、下身淋巴结、内耳迷路等反射区。

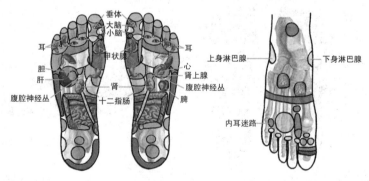

按摩手法：

(1)大脑、小脑、三叉神经、腹腔神经丛、耳、甲状腺等反射区各推压50～100

次，力度稍重；

(2)心、脾、肾、肾上腺、脑垂体等反射区各按揉50～100次；

(3)上身淋巴结、下身淋巴结等反射区各双指捏按30～50次；

(4)内耳迷路反射区单指刮压50次。

2 穴位按摩

有效穴位：公孙、然谷等穴位。

按摩手法：

揉搓足小趾，然后揉压然谷、公孙各50次，如配以按压天柱(项后发际内斜方肌之外侧，主治头部僵硬)效果更好。

 小贴士

神经衰弱患者自我调节方法

1.学会自我调节，加强自身修养，以适当方式宣泄自己内心的不快和抑郁，以解除心理压抑和精神紧张。

2.正确认识自己：对自己的身体素质、知识才能、社会适应力等要有自知之明，尽量避免做一些力所不及的事情。

3.培养豁达开朗的性格：自己的脾气、性格一旦形成，一朝一夕是很难改变的。

4.提倡顾全大局：遇事要从大事着想，明辨是非。

5.善于自我调节，有张有弛：对于工作过于紧张。过于繁忙，或学生学习负担过重以及生活压力很大的人，都有必要自我调节，合理安排好工作、学习和生活的关系，做到有张有弛，劳逸结合，这样做还能提高工作效率。

 面神经麻痹

面神经麻痹是一种急性发作的单侧面神经周围性麻痹，常在清晨洗脸、漱口时发现口眼歪斜、面肌麻痹——病侧面部的表情肌运动丧失。属中医学"面瘫"的范畴。部分人发病前有同侧耳内、乳突区、面部疼痛而不引起注意。

中医学认为本病是由于身体内气血不足，面部、耳部遭受风寒侵袭，气血痹阻于经络，经络瘀滞，筋脉失养所致。临床上的病人也多有发病前吹风、受凉、受潮史。

[按摩疗法]

1.反射区按摩

有效反射区：小脑，三叉神经，肝，胆，肾，肾上腺，输尿管，膀胱，生殖腺反射区。

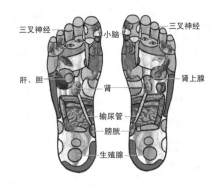

按摩手法：

(1)双指扣拳，推压肝、胆、肾、肾上腺、输尿管、膀胱、生死腺等反射区各50～100次，力度以胀痛为佳；

(2)揉按小脑、三叉神经等反射区各30～50次，力度稍轻。

2.反射区按摩

有效穴位：厉兑穴、冲阳穴。

按摩手法：

按揉厉兑穴、冲阳穴等反射区各30～50次，力度稍轻。

🧒 食疗小验方

1.川芎3~9克，白芷3~9克，鳙鱼头500克，葱、胡椒、姜、盐适量。武火烧沸，再以文火炖半小时，分早、晚食鱼喝汤。可以祛风散寒、活血通络，实用于外感风邪引起的面瘫。

2.薄荷粉30克，白糖500克，将白糖插进锅内，加水少许，文火炼稠，后参加薄荷粉，调匀，再连续炼于不粘手时，即本方具有疏风清热，辛凉解表的效用，对付忽然口眼歪斜、眼睑闭合不全、咽干微渴等症有用。

◉ 中风后遗症

中风是中老年人常见的急性病之一。本病的病因复杂，高血压、心脏病、糖尿病、吸烟、饮酒、高脂血症、肥胖、遗传等都是中风的危险因素。中风临床表现多在体位改变、活动过度、颈部突然转动或屈伸等情况下发病。症状具有反复性、短暂性、刻板性等特征。病变在颈动脉系统者，多表现为一过性失语，轻偏瘫，半身或肢体麻木，偏盲，失忆，失明，单眼黑蒙及昏倒等。

[按摩疗法]

有效反射区：心脏，肾上腺，肾，输尿管，膀胱，脾。

按摩手法：

(1)点按心脏、脾等反射区50~100次，力度以酸胀为宜；

(2)捏揉肾上腺、肾、输尿管、膀胱等反射区30~50次，力度适中。

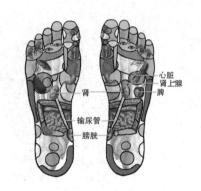

中风患者的预防与护理

1.避免过劳及精神紧张，戒绝烟酒，日常摄入清淡低脂饮食，保持大便通畅。

2.注意保暖，避免搬动。各种护理操作应轻柔，以免患者挣扎。观察意识、瞳孔、血压、脉搏、呼吸、尿量的变化，记出入量。保持大小便通畅。

3.饮食应营养丰富、易于消化，必须满足蛋白质、维生素、无机盐和总热能的需要。

4.多饮水、多食半流质食物。

5.为增加胃肠蠕动，食物不可过于精细，要适当进食含纤维高的食品，以预防便秘发生。

6.忌浓茶、酒类、咖啡和辛辣刺激性食物。

坐骨神经痛

坐骨神经痛是指坐骨神经病变，沿坐骨神经通路，即腰、臀部、大腿后、小腿后外侧和足外侧发生的疼痛症状群。坐骨神经是支配下肢的主要神经干。坐骨神经痛又属于腰腿痛的范畴，有部分是由腰椎突出压迫神经所致。

[按摩疗法]

1.反射区按摩

有效反射区：坐骨神经、下腹部、内尾骨、外尾骨、颈椎、胸椎、腰椎、骶骨、肾、肾上腺、膀胱等反射区。

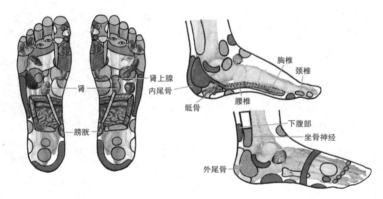

按摩手法：

(1)双指扣拳，推压坐骨神经、输尿管等反射区各50~100次，力度以胀痛为佳；

(2)揉按下腹部、外尾骨、内尾骨、颈椎、胸椎、腰椎、骶骨等反射区各30~50次，力度稍轻。

2.穴位按摩

有效穴位：太溪、阳陵泉、足三里等穴位。

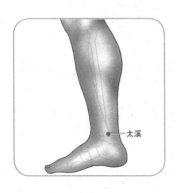
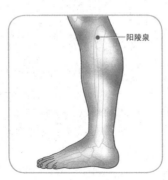
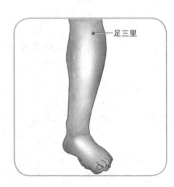

按摩手法：

(1)点按阳陵泉、足三里50~100次，力度以酸胀为宜；

(2)捏揉太溪30~50次，力度适中。

小贴士

坐骨神经痛患者的注意事项

平时应多做康复锻炼；尽可能避免穿带跟的鞋，重心的稍许前移都会使疼痛症状加重，条件允许可选择负跟鞋（专业矫形康复鞋）；休息时应卧硬板床，取平卧位，保持脊柱的稳定，减少椎间盘承受的压力；注意保暖，以防受寒。

◉ 颈椎病

颈椎病又称颈椎综合征，是一种颈椎退行性改变。本病是因颈椎间盘蜕变、椎体骨质增生、韧带改变及椎间小关节改变，刺激或压迫颈部神经及血管，而引起的头、颈、肩、臂等部位的一系列症状。该病好发于40岁以上成年人，无论男女皆可发生，是临床常见多发病。

颈椎病多因身体虚弱、肾虚精亏、气血不足、濡养欠乏；或气滞、痰浊、瘀血等病理产物积累，致经络瘀滞、风寒湿邪外袭，痹阻于太阳经，经隧不通、筋骨不利而发病。

[按摩疗法]

1.反射区按摩

有效反射区：三叉神经、大脑、小脑、斜方肌、内尾骨、骶骨、腰椎、胸椎、颈椎等反射区。

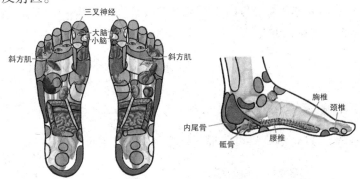

按摩手法：

(1)扣指法在颈椎、三叉神经、小脑等反射区各推压50~100次，力度稍重，以疼痛为佳；

(2)点按大脑反射区30~50次；

(3)在斜方肌、内尾骨、骶骨、腰椎、胸椎等反射区各推揉30~50次，力度稍轻。

2.穴位按摩

有效穴位：申脉、昆仑等穴位。

按摩手法：

在昆仑、申脉处捏揉50~100次，每天2次，力度以酸痛为宜。

小贴士

颈椎病的预防及护理

1.由于长期伏案工作者及长时间持续低头手工操作者，其长时间低头将破坏颈椎生理曲度，导致颈椎生理曲度反张(反向弯曲)，故工作中宜定时休息并进行适度抬头训练。

2.避免受寒；选择合适的枕头；反复落枕，即为颈椎病的先兆，故落枕的治疗与颈椎病的治疗大同小异。

肩周炎

肩周炎是肩关节周围炎的俗称。是肩关节囊及其周围组织病变而引起肩关节疼痛和活动受限的一种常见病，又称冻结肩、肩凝症或五十肩。本病可由外伤、慢性劳损、受凉、较长时间不活动等因素，好发于40岁以上的中老年人，女性多于男性。

中医学认为，本病的发生是由于年老肝肾亏损，气血虚弱，血不荣筋，或外伤后遗，痰浊瘀阻，复感风寒湿邪，使气血凝滞不畅，筋脉拘挛而致。

[按摩疗法]

1.反射区按摩

有效反射区：肩、颈项、斜方肌、肩胛骨、上臂等反射区。

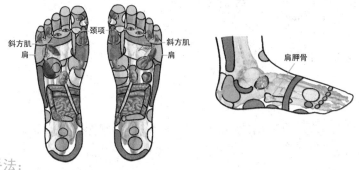

按摩手法：

(1)点按肩、上臂、斜方肌等反射区各100次，力度以酸胀为宜；

(2)按揉颈项反射区50～100次，力度适中；

(3)推压肩胛骨反射区50～100次，力度以胀痛为宜。

2.穴位按摩

有效穴位：昆仑、申脉、隐白、至阴等穴位。

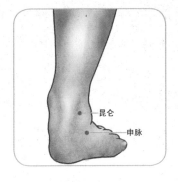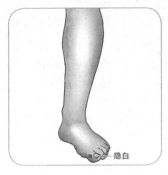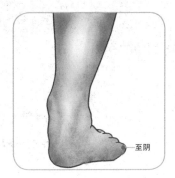

按摩手法：

(1)在昆仑、申脉捏揉30～50次，力度以酸痛为宜；

(2)掐按隐白、至阴二穴各30～50次，力度稍轻。

肩周炎的预防及护理

1.加强体育锻炼是预防和治疗肩周炎的有效方法，但贵在坚持治疗。

2.营养不良可导致体质虚弱，而体质虚弱又常导致肩周炎。

3.避免受凉。

4.加强肩关节肌肉的锻炼，可以预防和延缓肩周炎的发生和发展。

腰背痛

腰背痛是常见的症状，内科、外科、神经科、妇科疾病均能引起腰背痛。多由肌肉、骨骼、内脏疾病引起。以肾虚、风寒外袭较为多见。

[按摩疗法]

有效反射区：颈椎、胸椎、外肋骨、腰椎、骶椎、尾椎、髋关节、外尾骨、内尾骨、尿道、膀胱、输尿管、肾等。

按摩方法：

(1) 颈椎：一至五颈椎患病要由下往上按摩，五至七颈椎患病要从上往下按摩。一般由远心端向近心端推按，或以示指由远侧向近侧刮按，力量不可过重，有拇外翻的患者尤应注意。

(2) 胸椎：一般由远心端向近心端推按，或以示指由远侧向近侧刮按，力量不可过重。

(3) 肋骨：位于双足背第一、二楔骨与舟骨及第三楔骨与骰骨、舟骨、距骨之间的区域。

(4) 腰椎：按摩时由脚趾部往脚后跟方向以推按或刮法为主，重点处以点法、掐法加重刺激量。

(5) 骶椎：按摩方向是由脚趾部往脚后跟方向推。

(6) 尾骨：分为内尾骨和外尾骨。按摩方向是顺"L"形脚跟外侧推到脚后跟的方向。由上向下、由远端向足跟部推按或以掐捏法施术。

(7) 髋关节：按摩时以推按或刮法为主，重点处以点法、掐法加重刺激量。

(8) 尿道：按摩方向是由膀胱反射区往脚后跟方向推。

(9) 膀胱：按摩方向是由输尿管连接点斜向尿道方向推按，即由外向内推按。

(10) 输尿管：按摩方向是由肾脏连接点往膀胱斜向推按。

(11) 肾脏：按摩时由四周向中心、向下往输尿管方向推按。

腰背痛患者的护理

1.长时间保持同一坐姿或站姿之后，应放松腰部，或伸展腰肢。

2.适度变换颈部的姿势，最好每工作1小时休息几分钟。

3.过于肥胖者，应该恰当减肥以减少腰部的负担。

4.不宜选用过软的床垫，较硬的床垫对腰部有助益。同时，尽量不要俯卧，对腰部不利。

5.提着重物时，尽量贴近身边。

6.弯腰或扭腰时要尽量小心，或是尽量避免弯腰或扭腰。

7.长期身心劳累也是腰背痛的诱因，因此，预防之道也包括在工余的时候尽量放松自己。

颈椎增生

因颈部椎体、关节、韧带和椎间盘等发生退行性改变，引起钙化、损伤、增生或关节紊乱，刺激或压迫颈神经根、脊髓、椎动脉或交感神经引起的疼痛和其他症状，称为颈椎病。

多发于40岁以后。长期低头工作，如誊写、缝纫、刺绣等较易发生，轻微外伤或受风着凉可为发病诱因。好发部位依次为颈五至六及颈六至七之间。

[按摩疗法]

1.反射区按摩

有效反射区：肾上腺，肾，颈椎反射区。

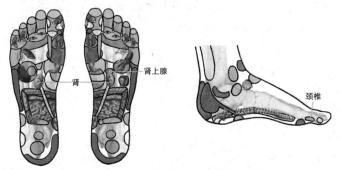

按摩方法：

(1)示指扣拳，在肾上腺、肾等反射区各按揉50～100次，力度稍重，以疼痛为宜；

(2)在颈椎等反射区各捏揉30～50次，力度适中。

2.穴位按摩

有效穴位：太溪穴。

按摩方法：

(1)点按太溪穴50～100次，力度以酸疼为宜。

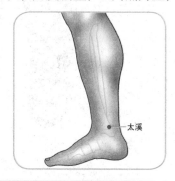

 小贴士

颈椎增生患者的护理

1.经常做颈项肩臂活动，增强这些部位肌肉抵抗力，有利于预防颈椎病发生。

2.避免枕头过高。如果枕头过高，颈椎前间隙缩小，椎体前缘不断被摩擦引起椎间盘劳损和蜕变，压迫或刺激神经、血管、脊髓，促发或加重本病。

3.经常做颈部锻炼，矫正不良姿势，以预防为主。锻炼最好在晨起和长期时间的低头工作后进行。

4.睡觉时枕头要合适，在不影响睡眠习惯的情况下，尽量将枕头放低，并将颈部垫起，不要"高枕无忧"。

5.防止颈部受风着凉，并尽量防止颈部外伤，消除颈部慢性劳损的诱因。

 ## 膝关节炎

膝关节炎是膝关节的常见疾病，骨关节炎的主要特征包括有软骨退行性病变和关节边缘骨赘的形成。

当坐起立行时觉得膝部酸痛不适，走了一时症状消失，这是早期表现。久之，疾病发展会出现活动不能缓解疼痛，且上下楼梯或下蹲、站起都有些困难，需手在膝盖上撑助才行。多走之后膝关节有些肿，或肿得厉害，还可以抽出一些淡黄色液体。由于滑膜与关节囊有病变而增厚，活动时会有响声，如果是关节内有游离体形成，可影响关节活动，并不时有"关节绞锁"现象，到最后出现膝关节畸形。

[按摩疗法]

有效反射区：脾、肝、髋关节、膝关节、肾上腺等。

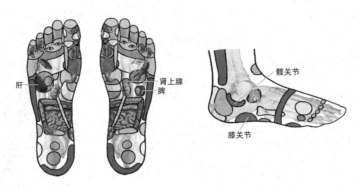

按摩手法：

(1)脾：按摩时找到凸出的部分后由上往下按压或点揉为主，使用刮法亦可。

(2)肝：按摩时由下向上和由内向外，均向中点处按摩。以刮法或推法为主。

(3)髋关节：位于双足内外踝下端，呈弧形区分布。按摩时以推按或刮法为主，重点处以点法、掐法加重刺激量。

(4)膝关节：位于双足的外侧弓上，跟骨结节的前方，与骰骨、距骨下方形成的凹下区域。

(5)肾上腺：按摩时环形揉按或定点捏拿。

 类风湿关节炎

类风湿关节炎是一种以关节病变为主的慢性全身性的自身免疫性疾病，以慢性对称性、多滑膜关节炎和关节外病为主要临床表现。患者以20～45岁的青壮年为多，女性为男性的3倍，儿童和老年少见。

该病好发于手、腕、足等小关节，反复发作，呈对称分布。早期有关节红、肿、热痛和功能障碍；晚期关节可出现不同程度的僵硬畸形，并伴有骨和骨骼肌的萎缩，极易致残。

[按摩疗法]

1.反射区按摩

有效反射区：膝关节、肩关节、肘关节、肩胛骨、髋关节、上身淋巴结、肾上腺、膀胱、肝、胆等反射区。

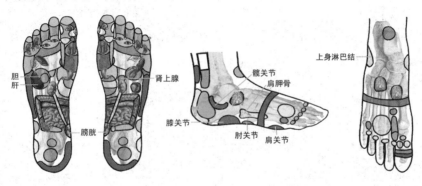

按摩手法：

(1)示指扣拳，在膝关节、肘关节、肩关节、膀胱、肾上腺、肝、胆等反射区各按揉50~100次，力度稍重，以疼痛为宜；

(2)在肩胛骨、髋关节处等反射区各捏揉30~50次，力度适中；

(3)在上身淋巴结反射区点按50~70次，力度稍轻。

2.穴位按摩

有效穴位：太溪、照海、阳陵泉、足三里、涌泉（见97页图）等穴位。

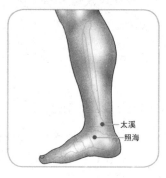
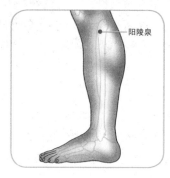
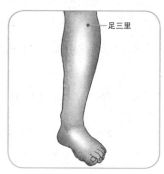

按摩手法：

(1)捏揉太溪、照海30~50次；

(2)点按阳陵泉、足三里50~100次，力度以酸疼为宜；

(3)擦涌泉穴50~100次，力度稍重。

小贴士

类风湿关节炎的护理

1.注意保暖，以防受寒。

2.坚持锻炼身体，以防止肌肉萎缩及关节畸形。

3.要多用植物油，少用动物油，动植物脂肪比例为2:1为宜。

4.要选用高蛋白、低脂肪、高纤维及容易消化的食物。

5.可适量选食富含维生素E、C、A、B等丰富的蔬菜和水果。

6.不宜吃寒性食物。

腰椎间盘突出症

腰椎间盘突出症是由于腰椎间盘变性，髓核突出纤维环，压迫神经根而产生疼痛的症状。绝大多数好发于第四至第五腰椎和第五腰椎至第一骶椎之间。本病是腰腿痛的常见原因，好发于青壮年，男性多于女性。

腰椎间盘突出可表现为腰痛，向一侧下肢放射，活动、咳嗽、大小便用力时均可加重疼痛，腰部相应的小关节区域有明显压痛，棘突旁有肌肉痉挛，压痛点在棘突旁2厘米处，棘突单个或多个偏歪。

[按摩疗法]

有效反射区：肾、肾上腺、输尿管、膀胱、腰椎、胸椎、颈椎、骶骨、胃、十二指肠、小肠、肝、胆反射区均为有效反射区。

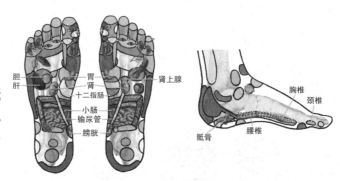

按摩方法：

(1)按揉肾、肾上腺、输尿管、膀胱等反射区各100次，力度以局部胀痛为宜。

(2)推按腰椎、胸椎、颈椎、骶骨等反射区各100次，速度以每分钟30～50次为宜。

(3)揉搓按胃、十二指肠、小肠、肝、胆等反射区30~50次，力度稍轻。

食疗小验方

1.三七12克打碎，与生地30克、大枣4个、瘦猪肉300克入砂锅，加适量水，大火煮沸后改小火煮1小时至瘦肉熟烂，放调盐适量。饮汤吃肉，隔日1剂。主治气滞血瘀型急性腰椎间盘突出症。

2.肥田鸡2只(约200克)去皮、头、内脏，三七15克打碎，大枣4个去核，同入炖盅，加适量水，大火煮沸后改小火炖1～2小时。饮汤吃肉，1剂/日。主治气虚血瘀，脾胃虚弱型腰椎间盘突出症。

3.猪脚筋200克、精瘦肉50克体沸水，捞入沙锅，加三七15克(打碎)。大枣4个、水共煎沸后改小火煮1～2小时。饮汤吃肉，1剂/日。主治气滞血瘀，肾气亏虚型腰椎间盘突出症。

痔疮

痔疮又称痔,是肛门直肠下端和肛管皮下的静脉丛发生扩张所形成的一个或多个柔软的静脉团的一种慢性疾病。这种静脉团俗称痔核。按其生成部位不同分为内痔、外痔、混合痔三种。

中医认为,多因湿热内积、久坐久立、饮食辛辣或临产用力、大便秘结等导致浊气瘀血流注肛门而患此病。

[按摩疗法]

1.反射区按摩

有效反射区:肛门、直肠、小肠、甲状旁腺、腹腔神经丛、下身淋巴结、内尾骨等反射区。

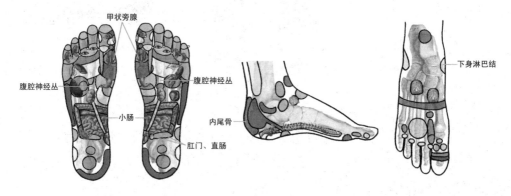

按摩手法:

(1)腹腔神经丛、小肠、内尾骨等反射区各推压50～100次;

(2)直肠、肛门、下身淋巴结等反射区各捏按50～100次;

(3)甲状旁腺反射区按揉30～50次。

2.穴位按摩

有效穴位:承山、足三里、上巨虚、下巨虚、涌泉等穴位。

按摩手法:

(1)点按承山、足三里、上巨虚、下巨虚30～50次;

(2)单示指扣拳,顶点涌泉50～100次,力度稍重,以酸痛感为宜。

痔疮患者的饮食原则

1.宜常取易于消化、质地较软的食物。

2.力求大便通畅，宜食用富含纤维素的食物，如：新鲜蔬菜、水果、银耳、海带等。多吃水果蔬菜，保持大便通畅。

3.宜摄取具有润肠作用的食物，如梨、香蕉、菠菜、蜂蜜、芝麻油及其他植物油、动物油。

4.宜选用质地偏凉的食物，如黄瓜、苦瓜、冬瓜、西瓜、藕、笋、芹菜、菠菜、莴苣、茭白、蕹菜、茄子、丝瓜、蘑菇、鸭蛋、鸭肉等，以免加重疬热而导致便血。

5.久治不愈、长期出血、体虚者，宜适当吃含凉滋补性食品。

6.少食辛辣刺激之物，忌烟酒。

7.避免劳累、久站负重。平时可常做提肛锻炼。

脱肛

脱肛也称直肠脱垂，即肛管、直肠移位，是指直肠或乙状结肠下段的黏膜层或整个直肠壁脱出于肛门外的一种疾病。多见于老人、小儿和多产妇女。常见诱因为：慢性咳嗽、慢性腹泻、排尿困难、百日咳等。

中医认为脱肛多属虚症，肺虚则肠下，脾胃虚则气陷，元气不实，固本无力皆可使直肠外脱，出而不能自动纳入。原因则有先天禀赋不足，小儿、老人脏气不实，女性生育过多，久痢久泻等慢性肠道疾病，色欲房事伤肾，酒食不节而伤脾，久咳不止而伤肺等。

[按摩疗法]

有效反射区：肺，脾，胃，直肠，腹腔神经丛，肝，肾，输尿管，膀胱等反射区。

按摩手法：

(1)点按肺、脾、胃、直肠、腹腔神经丛、肝等反射区30~50次。

(2)单侧肾、输尿管、膀胱等反射区50~100次，力度稍重，以酸痛感为宜。

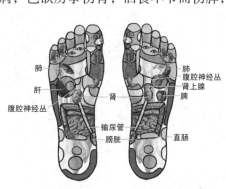

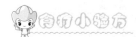

人参芦汤：用人参芦3克，水煎，分3次温服。

芡实煲猪大肠：芡实30克、猪大肠100克，黄芪30克。将猪大肠洗净切段，与药同入锅，煲汤与药佐餐。

鲫鱼黄芪汤：鲫鱼150~200克，黄芪15~20克，枳壳9克(炒)。将鲫鱼去鳃、鳞、内脏，先煎黄芪、枳壳，30分钟后下鲫鱼，鱼熟后取汤饮之，可少加生姜、盐以调味。

黄花木耳汤：黄花菜(又名金针菜)100克、木耳25克、白糖5克。将黄花菜、木耳洗净去杂质，加水煮1小时，原汤加白糖调匀服食。

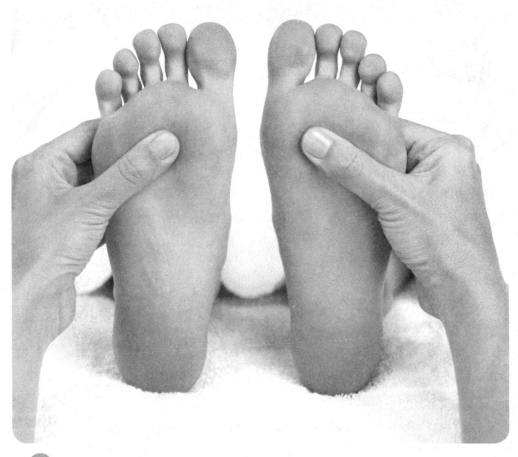

急性乳腺炎

急性乳腺炎是由于细菌感染引起的乳腺组织的急性化脓性感染，绝大多数为初产哺乳的妇女，发病多在产后第3～4周，尤其是初产妇。病菌一般从乳头破口或皲裂处侵入，也可直接侵入引起感染，此病发病后痛苦，乳腺组织破坏引起乳房变形，影响喂奶。

[按摩疗法]

有效反射区：乳房反射区，胸部淋巴腺，上、下身淋巴腺，肾，输尿管，膀胱，颈项，子宫，脑垂体反射区。

按摩手法：

(1)依次点按乳房反射区，胸部淋巴腺等反射区各50～100次，力度以胀痛为宜。

(2)推按上、下身淋巴腺、脑垂体等反射区各50次。

(3)按揉肾，输尿管，膀胱，颈项，子宫等反射区各50次。

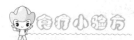

1.取新鲜油菜250克洗净切料，与适量陈皮共入砂锅煮汤，具有化痰理气、抗炎抗菌、利胆利尿的作用。

2.猪瘦肉150克，金银花20克，柴胡10克，连翘15克，蒲公英30克，赤芍10克，益母草15克，薏苡仁30克，木通4克，紫花地丁20克。把全部用料放入锅内，武火煮滚，后用文火煲1小时。

3.鲜大葱250克，将葱洗净，切碎，捣烂取汁1杯，加热顿服。每日服1次，可连续服用。本方用治妇女乳生痈疮，红肿热痛，具有解毒、散热、消肿之功效。

4.乳鸽1只、黄芪30克、枸杞子30克。将乳鸽洗净，黄芪、枸杞子用纱布包好与乳鸽同炖，熟后去药渣，吃鸽肉饮汤。用于乳腺炎溃破后康复期。

5.栀子仁3克，碾成细末备用，粳米50克淘洗后入砂锅煮成稀粥，快熟时调入栀子仁末稍煮即可。日食2次，每次1剂，温食。具有清热泻火、消炎解毒功效。

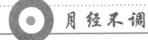

月经不调

月经不调是妇科最常见的疾病之一，月经的期、量、色、质的任何一方面发生改变，均称为月经不调。情绪异常、寒冷刺激、节食、吸烟、喝酒、电磁波都会引起月经不调。常见的有经期提前、经期延迟、经期延长、月经先后不定期等。

[按摩疗法]

1.反射区按摩

有效反射区：肾、肝、脾、肾上腺、输尿管、膀胱、肺、垂体、心、甲状腺、生殖腺、子宫、腹腔神经丛等反射区。

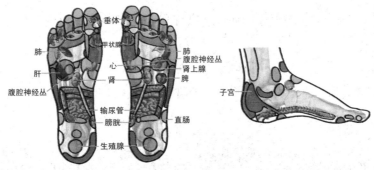

按摩手法：

按揉肾、肝、脾、肾上腺、膀胱、垂体、心、生殖腺、子宫、腹腔神经丛等反射区各100次，力度以局部胀痛为宜；推按输尿管、肺、甲状腺等反射区各100次，速度以每分钟30~50次为宜；推按两脚后跟和推擦足心，每日3次，每次15分钟。

2.穴位按摩

有效穴位：足三里、地机、三阴交、太冲、涌泉、隐白等穴位。

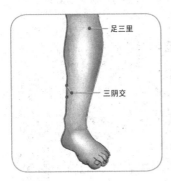
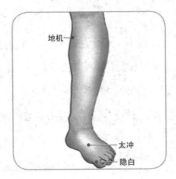
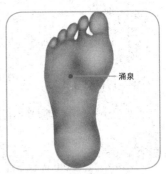

按摩手法：

按揉足三里、地机、三阴交、太冲、涌泉、隐白各50次，以局部胀痛为宜。

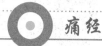 食疗小验方

1.山楂红糖饮：生山楂肉50克，红糖40克。山楂水煎去渣，冲入红糖，热饮。非妊娠者多服几次，经血亦可自下。功能活血调经，主治妇女有经期错乱。

2.小茴香、青皮各15克，黄酒250克，将小茴香、青皮洗净，入酒内浸泡3天，即可饮用。每次15~30克，每日2次，如不耐酒者，可以醋代之。功能疏肝理气。主治经期先期先后不定、经色正常、无块行而不畅、乳房及小腹胀痛等症。

● 痛经

痛经是指月经来潮及行经前后出现下腹部疼痛。它属月经病范畴，是妇科常见病症，多见于青年妇女。其分为原发性和继发性两种，原发性痛经又称功能性痛经，指生殖器官无明显器质性病变的痛经；继发性痛经是生殖器官性病变所导致的痛经。痛经多因气滞血瘀、寒湿凝滞、气血虚损等因所致。气血瘀阻、冲任失调，"不通则痛"故发生痛经。

[按摩疗法]

1.反射区按摩

有效反射区：垂体、生殖腺、甲状腺、肺、心、肝、肾、肾上腺、脾、腹腔神经丛、下腹部、子宫、子宫颈、膀胱等反射区。

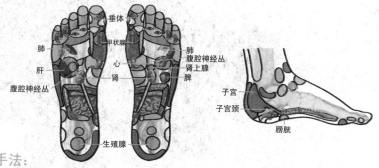

按摩手法：

(1)点按垂体、肾上腺等反射区各30 ~ 50次，力度适中；

(2)重点推按肺、输尿管、甲状腺、子宫颈、下腹部等反射区各50 ~ 100次；

(3)按揉子宫、生殖腺、膀胱、肾、心、肝、脾等反射区各30～50次；

(4)刮压腹腔神经丛反射区30～50次。

2.穴位按摩

有效穴位：太冲、大敦、公孙、然谷、独阴、水泉、涌泉等穴位。

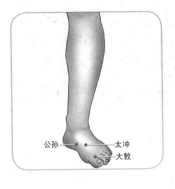
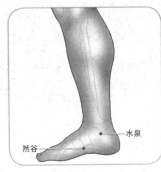
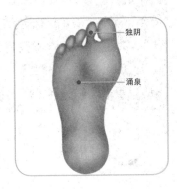

按摩手法：

(1)按揉太冲、水泉、公孙、独阴、然谷各穴位30～50次；

(2)掐按大敦30～50次，力度适中；

(3)点揉涌泉100次，力度稍重。

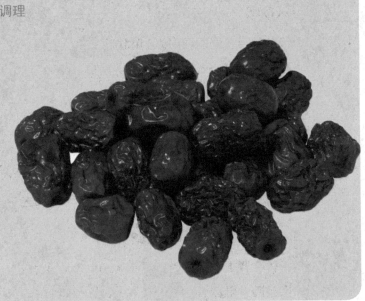

痛经患者的饮食调理

1.多吃蔬菜、水果、鸡肉、鱼肉，并少食多餐。

2.不吃过甜或过咸的垃圾食物。

3.不吃生冷、辛辣食物，忌烟酒。

4.喝补气血的饮品，例如红姜茶，阿胶，桂圆等来补充气血。

◉ 闭经

闭经即不来月经，是妇女常见的一种症状。妇女超过18岁仍不来月经叫原发性闭经；或已有规律月经来潮，连续3个月以上不来月经叫继发性闭经。青春期前、妊娠后、哺乳期及绝经期后的闭经是正常的，不属于病态。

[按摩疗法]

1.反射区按摩

有效反射区：肾、肾上腺、膀胱、腹腔神经丛、生殖腺、甲状腺、子宫、肝、胆等反射区。

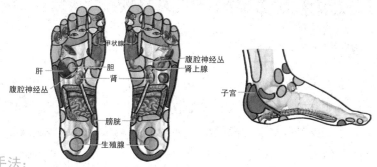

按摩手法：

(1)用拇指按揉甲状腺、肾、输尿管、膀胱、腹腔神经丛、肝、胆、肾上腺各反射区各50～100次，按摩力度以局部胀痛为宜。

(2)按压双脚生殖腺反射区，每区按压5分钟，并用示指关节推按双脚生殖腺、子宫反射区，每个反射区推按50～100次。

2.穴位按摩

有效穴位：足三里、丰隆、三阴交、公孙、太冲、行间、涌泉等穴位。

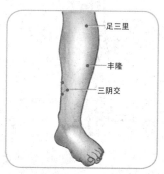
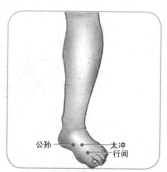
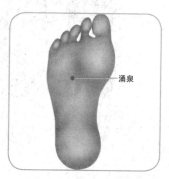

按摩手法：

(1)点按足三里、丰隆、三阴交、公孙、太冲、行间各50次，以局部胀痛为宜；

(2)按揉涌泉100次，以微感发热为佳。

食疗小验方

> 黑豆羹：黑豆3克，益母草15克，砂仁5克。先将黑豆研碎，益母草、砂仁洗净与黑豆共煎取汁。具有活血化瘀，理气行滞，嫩肤美颜功效。适用于血虚气滞型闭经。
>
> 乌豆双红汤：乌豆(黑豆)50～100克，红花5克，红糖30～50克。将前2味置于炖盅内，加清水适量，隔水炖至乌豆熟透，去红花，放入红糖调匀。具有滋补肝肾，活血行经，美容乌发功效。适用于血虚气滞型闭经。

乳腺增生

乳腺增生是由于人体内分泌功能紊乱而引起乳腺结构异常的一种疾病，临床表现为乳房胀痛，具有周期性，常发生或加重于月经前期或月经期。乳房肿块，常为多发性，扁平型，或呈串珠状结节，大小不一，质韧不硬，周界不清，推之可动，经前增大，经后缩小，病程长，发展缓慢，此病多发于30～40岁妇女。

[按摩疗法]

1.反射区按摩

有效反射区：垂体、肾上腺、脾、肝、肾、乳房、输尿管、膀胱、生殖腺、颈部淋巴结、胸部淋巴结等反射区。

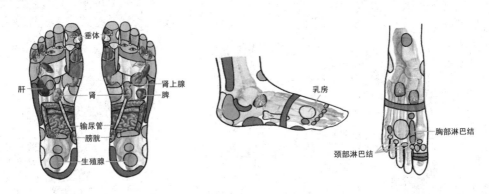

按摩手法：

(1)用拇指按揉垂体、脾、肾上腺、胸部淋巴结、乳房、肝、肾、膀胱、生殖腺等反射区各100次，力度以胀痛为宜；

(2)推按肺、输尿管等反射区各100次，速度以每分钟30～50次为宜；

(3)按揉颈部淋巴结反射区50次。

2.穴位按摩

有效穴位：阳陵泉（见137页图）、足三里、丰隆、三阴交、太冲、行间、涌泉等穴位。

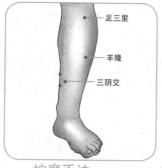
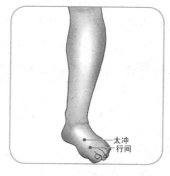
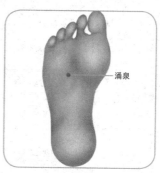

按摩手法：

按揉阳陵泉、足三里、丰隆、三阴交、太冲、行间、涌泉各50次，以胀痛为宜。

乳腺增生患者的护理

1.改变饮食，防止肥胖，少吃油炸食品、动物脂肪、甜食及过多进补食品，要多吃蔬菜和水果类，多吃粗粮。黑、黄豆最好，多吃核桃、黑芝麻、黑木耳、蘑菇。

2.生活要有规律，劳逸结合，保持性生活和谐。

3.保持乐观情绪，注意起居，忌食辛辣刺激食物。

产后缺乳

产后缺乳是指产后乳汁分泌量少，甚至全无，不能满足婴儿需要。多因产妇身体虚弱、产期出血过多、乳腺发育不良、内分泌失调等因素所致。产后缺乳表现为乳汁量少或全无，可伴有胸胁、乳房胀满而痛，情绪抑郁不舒、烦躁易怒等，或乳房柔软无胀痛感，伴有面色无华口唇苍白、心悸气短、疲乏困倦等。

本病可归属于中医学的"缺乳""乳汁不行"范畴，其病因、病机为气血虚弱，不能化生乳汁，或肝郁气滞、经脉涩滞不通。

[按摩疗法]

1.反射区按摩

有效反射区：胸部淋巴结、垂体、大脑、甲状旁腺、肝、肾、生殖腺、胸等反射区。

按摩手法：

(1)按揉胸部淋巴结、垂体、甲状旁腺、生殖腺、肾脏、胸反射区，每次10~20分钟，每日1次；

(2)推按肾、肝、大脑反射区各3~5分钟，捻揉各足趾5~10分钟，尤其对趾尖处更应该仔细按摩，揉压足心5分钟，每日1~2次。

2.穴位按摩

有效穴位：足三里、三阴交、太冲、陷谷、行间、大敦（见126图）、涌泉等穴位。

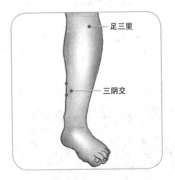
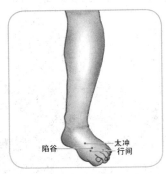
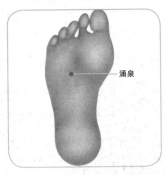

按摩手法：

按揉足三里、三阴交、太冲、陷谷、行间、大敦、涌泉各50次，以胀痛为宜。

产后缺乳患者的护理

　　患者要注意乳房卫生，养成定时哺乳的习惯；保持心情舒畅，加强营养；应鼓励产妇少食多餐，多食新鲜蔬菜、水果，多饮汤水，多食催乳食品，如花生米、黄花菜、木耳、香菇等；注意哺乳方法，多食鲤鱼汤、猪蹄汤；保证充足的休息与睡眠，避免精神刺激。

盆腔炎

盆腔炎是子宫内膜炎、子宫肌炎、附件炎和盆腔结缔组织炎的总称，指女性内生殖器官及其周围结缔组织、盆腔腹膜发生炎性病变，是妇科常见的疾病。炎症可局限于一个部位，也可涉及几个部位，可分为急性和慢性两种。急性盆腔炎的发病，常有近期流产、分娩、宫腔手术等；慢性盆腔炎多由急性盆腔炎转化而来。

[按摩疗法]

1.反射区按摩

有效反射区：肾、肾上腺、子宫、下腹部、生殖腺、各淋巴反射区、腹腔神经丛、膀胱、输尿管等反射区。

按摩手法：

(1)按揉子宫、生殖腺1、生殖腺2、下腹部、膀胱、肾、肾上腺、肝、脾各反射区各30～50次，力度适中；

(2)点按盆腔淋巴、腹部淋巴结、胸部淋巴结、头颈淋巴结各反射区各100次，力度稍重，以疼痛为佳；

(3)推压输尿管反射区50～100次；

(4)刮压腹腔神经丛反射区50～100次。

2.穴位按摩

有效穴位：太溪、三阴交、中都、地机、行间、太冲、中封、足三里等穴位。

按摩手法：

(1)拇指捏按太溪、中封、太冲、行间各穴位100次，力度稍重；

(2)单指扣拳点按中都、地机、足三里各穴位50～100次，力度以酸痛为宜。

盆腔炎患者的护理

1.盆腔炎病人要注意饮食调护，要加强营养。

2.白带色黄、量多、质稠的患者属湿热证，忌食煎烤油腻、辛辣之物。

3.少腹冷痛、怕凉，腰酸疼的患者，属寒凝气滞型，则在饮食上可给予姜汤、红糖水、桂圆肉等温热性食物。

妊娠呕吐

妊娠呕吐，中医又称妊娠恶阻。其表现为：妇女在怀孕初期，食欲不振，有轻度恶心、呕吐等现象，不影响饮食和工作，则属于正常生理反应，到妊娠第三个月能自然消失。

[按摩疗法]

1.反射区按摩

有效反射区：肾、肾上腺、输尿管、膀胱、颈项、甲状腺、胃、肝、生殖腺等反射区。

按摩手法：

(1)依次点按肾、肾上腺、膀胱、颈项、胃、肝等反射区各50~100次，力度以胀痛为宜；

(2)推按输尿管、甲状腺等反射区50次；

(3)按揉生殖腺等反射区50次。

2.穴位按摩

有效穴位：足三里、冲阳、内庭、厉兑、隐白、太白等穴位。

按摩手法：

(1)用拇指按揉足部冲阳、太白各10分钟，每日1~3次。

(2)揉按足部内庭10分钟左右，即可缓解症状。

(3)按压足部厉兑、隐白两穴10~25分钟。

食疗小验方

生姜橘皮：生姜10克，橘皮10克，加红糖调味，煮成糖水做茶饮，对妊娠呕吐有缓解作用。

生扁豆粉：将生扁豆75克晒成干，研成细末，每次10克，用米汤送服，对妊娠反应有一定疗效。

生姜韭菜生菜汁：生姜20克，韭菜50克，生菜50克，共捣烂取汁服，每日2剂，7天为一疗程，可见呕吐缓解。

子宫脱垂

子宫脱垂是指子宫从正常位置沿阴道下降，子宫颈外口达坐骨棘水平位置以下，甚至子宫同阴道前壁一起脱出阴道口外的一种症状。

多因分娩造成宫颈、宫颈主韧带及子宫骶韧带损伤，或因分娩后支持组织未能恢复正常，导致子宫沿阴道向下移位。

临床表现为下腹、阴道、会阴部有下坠感，伴有腰背酸痛，劳动后更加明显，自觉有块状物自阴道脱出，行走或体力劳动时更加明显。

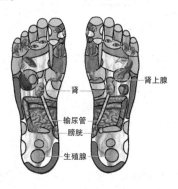

[按摩疗法]

1.反射区按摩

有效反射区：生殖腺，肾，肾上腺，输尿管，膀胱反射区。

按摩手法：

(1)拇指捏按生殖腺，肾，肾上腺等反应区各100次，力度稍重；

(2)单指扣拳点按输尿管、膀胱等反射区各50～100次，力度以酸痛为宜。

2.穴区按摩

有效反射区：大敦穴、水泉穴、公孙穴。

按摩手法：

按揉大敦穴、水泉穴、公孙穴各50次，以胀痛为宜。

 小贴士

子宫脱垂患者的护理

(1) 注意卧床休息，睡时宜垫高臀部或脚部，抬高两块砖的高度。

(2) 产后不过早下床活动，特别不能过早地参加重体力劳动。

(3) 避免长期站立或下蹲、屏气等增加腹压的动作。

(4) 保持大小便通畅。

(5) 及时治疗慢性气管炎、腹泻等增加腹压的疾病。

(6) 哺乳期不应超过两年，以免子宫及其支持组织萎缩。

(7) 适当进行身体锻炼，提高身体素质。

更年期综合征

更年期综合征是指妇女在更年期，由于卵巢功能衰退，出现以自主神经功能紊乱为主的一系列症状。更年期是绝经前后一段时期，此时期是妇女从性成熟期进入老年期的一个过渡，包括绝经前期、绝经期和绝经后期三个阶段。

[按摩疗法]

1.反射区按摩

有效反射区：大脑、垂体、心、肝、肾、脾、腹腔神经丛、输尿管、肺、甲状腺、甲状旁腺、失眠点、生殖腺等反射区。

按摩手法：

(1)单指扣拳法，点按垂体、肾上腺、心、肝、肾、失眠点各反射区50～100次，力度以酸痛为佳；

(2)拇指重力推压生殖腺、腹腔神经丛各反射区100次；

(3)推按肺、输尿管、甲状腺各反射区50～100次，力度轻缓；

(4)按揉大脑、甲状旁腺、膀胱、脾各反射区50次，力度适中。

2.穴位按摩

有效穴位：涌泉、昆仑、申脉、太冲、行间、侠溪、阳陵泉、足三里等穴位。

按摩手法：

(1)捏揉昆仑、申脉各50～100次；

(2)按压太冲、行间、侠溪、阳陵泉、足三里各50～100次；

(3)点按涌泉100次，力度稍重，以有气感为宜。

 食疗小验方

合欢花粥：合欢花(干品)30克，或鲜品50克，粳米50克，红糖适量。

首乌大米方：首乌10~30克(布包)，大米(或小米)100克。用法：放砂锅内共煮粥。每天1剂，供早、晚餐服食。

枣仁粥：酸枣仁30克，粳米60克。洗净酸枣仁，水煎取汁，与粳米共煮成粥，每日1剂，连服10日为1个疗程。适用于更年期精神失常，喜怒无度，面色无华，食欲欠佳等症。

遗精

　　遗精是指不因性交而精液自行外泄的一种男性性功能障碍性疾病，如果有梦而遗精者称为"梦遗"；无梦而遗精者，甚至清醒的时候精液自行流出称为"滑精"。但是如果发育成熟的男子，每月偶有1~2次遗精，且次日无任何不适者，属生理现象，不是病态，不需任何治疗，假若遗精比较频繁，每周达两次以上，且影响学习和工作者，则需治疗。

　　中医认为，肾藏精，宜封固不宜外泄。凡劳心太过，郁怒伤肝，恣情纵欲，嗜食醇酒厚味，均可影响肾的封藏而遗精。

[按摩疗法]

1.反射区按摩

　　有效反射区：肾、心、输尿管、膀胱、肺、大脑、垂体、肾上腺、生殖腺、前列腺、阴茎、甲状腺等反射区。

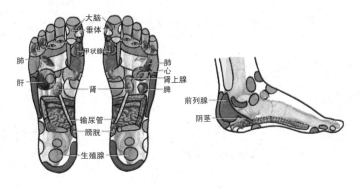

按摩手法：

　　(1)用示指关节按大脑、垂体、肾上腺、生殖腺、前列腺、阴茎、肾、心、膀胱等反射区各100次；

　　(2)用拇指腹按揉或推按输尿管、肺、甲状腺等反射区各100次。

2.穴位按摩

　　有效穴位：涌泉、足三里、三阴交、太溪等穴位。

按摩手法：

用拇指腹按揉足三里、三阴交、太溪、涌泉各30~50次。

早泄患者的注意事项

1.多参加各种有益的文体活动，建立正常的生活制度，婚后应保持正常性生活，不要手淫，努力从沉湎于性问题中解脱出来；

2.注意调摄心神，不要看黄色录像或黄色书刊，勿令心神驰于外；

3.注意饮食营养，节醇酒厚味，才能收效；

4.少食辛辣刺激性食物，如烟酒咖啡等。

 阳痿

阳痿是指成年男子出现阴茎不能勃起或勃起不坚，以致不能完成性交的一种病症。可分为心理性阳痿和器质性阳痿。心理性阳痿是指由心理、精神因素导致的阳痿，病因主要有夫妻关系不协调、心理创伤等。器质性病变是指局部病变或全身代谢引起的阳痿，病因主要由生殖器病变、性腺功能减退、糖尿病、高血压、创伤、盆腔手术等。

中医学认为阳痿多由房室劳损、肝肾不足、命门火衰引起。

[按摩疗法]

1.反射区按摩

有效反射区：肾、肾上腺、脾、睾丸、胰、甲状腺、头、垂体、腹股沟、下身淋巴结、前列腺、尿道、腰椎等反射区。

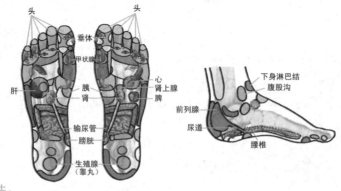

按摩手法：

(1)按揉肾、肾上腺、脾、垂体等反射区各50~100次，力度稍重，以胀痛为佳；

(2)刮压前列腺、睾丸等反射各100次；

(3)点按腹股沟、下身淋巴结等反射区各50～100次；

(4)推压头、尿道、骶椎、腰椎、胰反射区各50次。

2.穴位按摩

有效穴位：涌泉、阳陵泉、足三里、阴陵泉（见138页图）、三阴交等穴位。

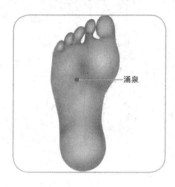
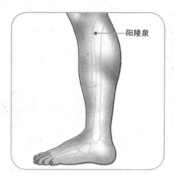
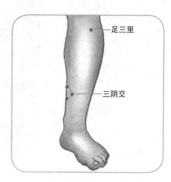

按摩手法：

(1)点按阳陵泉、足三里、阴陵泉、三阴交各穴位50～100次，力度以酸痛为佳；

(2)掌根擦涌泉100次，力度稍重，以有气感为宜。

小贴士

阳痿患者的饮食原则

1.饮食以软食为主，适当地进食滋养性食物，如蛋类、骨汤、核桃等。

2.宜进食壮阳食物，麻雀、狗肉、鸡肉、海虾等。

3.宜补充锌，含锌较多的食物，如牡蛎、牛肉、鸡肝、蛋、花生米等。

4.宜多吃动物内脏。

5.宜常吃含精氨酸较多的食物，如山药、银杏、鳝鱼、海参、章鱼等。

6.禁食肥腻、过甜、过咸的食物，且不要酗酒。

早泄

早泄是指成年男性在性交时，阴茎尚未进入阴道，正在进入阴道或刚进入阴道不久便射精。病因主要有心理紧张、恐惧、夫妻关系不和谐、器质性病变等。

中医认为多由于房劳过度或频犯手淫，导致肾精亏耗，肾阴不足，肝火偏亢，或体虚羸弱，虚损遗精日久，肾气不固，导致肾阴阳俱虚所致。

[按摩疗法]

1.反射区按摩

有效反射区：垂体、肾、肾上腺、输尿管、肝、胆、膀胱、胃、生殖腺、腹股沟、胸部淋巴结等反射区。

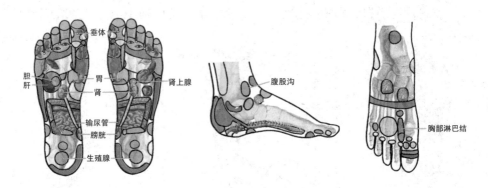

按摩手法：

(1)用示指关节刮压肾、输尿管、膀胱、胃等反射区各50次，以有胀痛感为宜；

(2)用示指关节点按垂体、肾上腺、肝、胆、生殖腺等反射区各100次；

(3)用拇指腹按揉腹股沟、胸部淋巴结等反射区各30～50次。

2.穴位按摩

有效穴位：涌泉、足三里、阴陵泉、三阴交、太溪（见139页图）、太冲、行间等穴位。

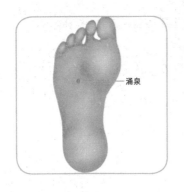
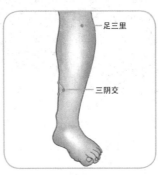
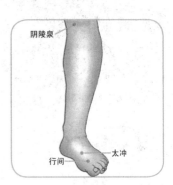

按摩手法：

用拇指点按足三里、阴陵泉、三阴交、太溪、太冲、行间、涌泉各30～50次。

早泄患者日常生活注意事项

1.解除精神紧张，清心寡欲，节制房事。

2.积极参加户外的体育锻炼，特别是气功的修炼，主要是可以提高身体和心理的素质，增强意念的控制能力。

3.首先要戒酒，避免辛辣刺激。多食海鲜、豆制品、鱼虾等助阳填精食品，增强体质。

4.掌握性生活规律，如果身体处于疲劳状态，不要进行性生活。

5.发生早泄次数较多的人，最好暂时停止一段性生活。

6.如果发生了早泄，女方要更加亲切地关怀和体贴，帮助男子消除心理上的恐惧。

前列腺炎

前列腺炎是指前列腺特异性和非特异感染所致的慢性炎症，从而引起的全身或局部症状。前列腺又分为急性前列腺炎和慢性前列腺炎。急性前列腺炎可有脓尿，终末血尿及尿频、尿急、尿热、尿痛或恶痛发热等症状。慢性前列腺炎可继发于急性前列腺炎或慢性尿道炎。

中医学认为本病与肾阴不足、肝火旺盛，肾亏于下、封藏失职，肾阴亏耗、阴损及阳，饮酒过度、损伤脾胃有关。

[按摩疗法]

1.反射区按摩

有效反射区：肾、胃、脾、肺、肾上腺、膀胱、输尿管、生殖腺、垂体等反射区。

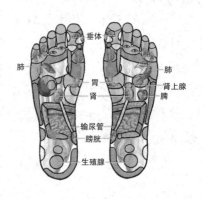

按摩手法：

(1)按揉肾、肾上腺、胃、脾、生殖腺1、膀胱各反射区各100次，力度以酸痛为宜；

(2)推压输尿管反射区100次、肺反射区50次，力度稍重；

(3)点按脑垂体反射区50次，力度以胀痛为宜。

2.穴位按摩

有效穴位：阴陵泉、三阴交、太溪等穴位。

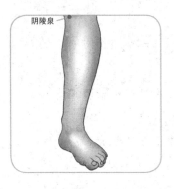
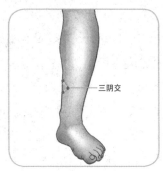
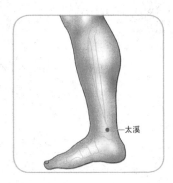

按摩手法：

点按阴陵泉、三阴交、太溪各穴位100次，力度以胀痛为宜。

前列腺炎患者注意事项

1.节制房事，注意卫生。

2.忌食辛辣食物。

3.不熬夜，加强身体锻炼，预防感冒，积极治疗身体其他部位的感染，提高机体抗病力。

4.避免久坐。久坐会加重痔疮，又会使会阴部充血，引起排尿困难。

5.洗温水澡。洗温水澡可以缓解肌肉与前列腺的紧张，因此可以减缓症状。

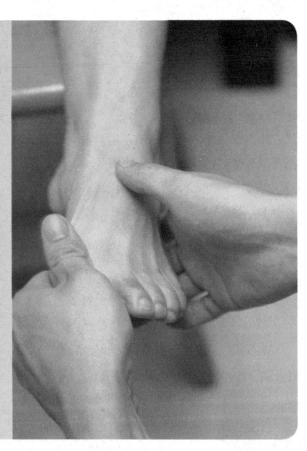

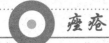

痤疮

痤疮，俗称粉刺，亦称"青春痘"，多见于青年男女面部。好发位置为眼眉外端、鼻根部、前额及耳后。典型症状为针头大小、顶端呈黑色的丘疹。常于感染后发生脓疮或脓肿，愈后亦可留下细碎斑痕。

中医学认为痤疮主要由于肺胃内热，血热郁滞而成。

[按摩疗法]

1.反射区按摩

有效反射区：胃、十二指肠、肺、脾、肾上腺、肾、输尿管、膀胱、肛门及各大小肠、上身淋巴结、生殖腺等反射区。

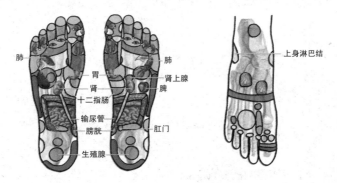

按摩手法：

(1)双指扣拳，在胃、十二指肠、小肠、横结肠、降结肠、升结肠、直肠、肺、输尿管、生殖腺等反射区各推压100次，力度轻缓，以酸胀为宜；

(2)单指扣拳，在肾、脾、膀胱、肛门、肾上腺、上身淋巴结等反射区各点揉50~100次。

2.穴位按摩

有效穴位：足三里、下巨虚、足窍阴、三阴交、涌泉等穴位。

按摩手法：

(1)按揉足三里、下巨虚、三阴交各穴位50~100次，力度以酸痛为宜；

(2)掐按足窍阴50次，力度稍轻；

(3)掌根擦揉涌泉50~100次，力度稍重，以有气感为佳。

小贴士

预防痤疮

1.太阳：经常被阳光直晒不仅有紫外线的伤害，也会令汗腺及皮脂腺的分泌活跃，阻塞毛孔，加速发炎。所以一定要做好防晒工作。

2.碘质：含碘量重的食物(如紫菜)，在痤疮爆发期应避少食。

3.游泳：泳池的消毒剂及细菌都会刺激皮肤，生痤疮时避免游泳。

4.饮酒：酒令血液转为弱酸性，间接造成痤疮问题，饮酒会加速血液循环，引爆痤疮。

5.按摩：面部按摩能促进血液循环，但脸上有发炎的痘痘时就会因按摩恶化甚至感染更多的细菌，所以满脸痘痘的时候就不能做美容按摩了。

6.多吃清淡食品，少食油脂、糖类、辛辣食品。

 湿疹

湿疹是全身均可出现的以糜烂、瘙痒、红疹为主症的常见皮肤病。特点为多形性损害，常对称分布，自觉瘙痒，反复发作，易演变成慢性湿疹。男女老幼皆可发病，且无明显季节性，但多有冬季常复发的现象。一般分为急性、亚急性和慢性3类。

中医认为本病是风湿热侵入肌肤而成。急性、亚急性以湿热为主，慢性乃因久病耗血所致。

[按摩疗法]

1.反射区按摩

有效反射区：大脑、垂体、甲状旁腺、肺、肾、输尿管、膀胱、肾上腺、腹腔神经丛、横结肠、降结肠、升结肠、直肠、小肠等反射区。

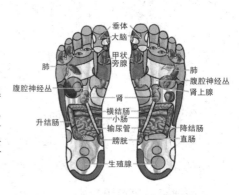

按摩手法：

(1)用指关节点按大脑、垂体、肾、甲状旁腺、膀胱、肾上腺、等反射区各100次；

(2)推按肺、输尿管、小肠等反射区各100次，速度以每分钟30~50次为宜；

(3)由足跟向足趾方向推按升结肠反射区50次，从右向左推按横结肠反射区50次，由足趾向足跟方向推按降结肠反射区50次，从足外侧向足内侧推按直肠反射区50次，依次进行，速度以每分钟30～50次为宜。

2.穴位按摩

有效穴位：足三里、上巨虚、阴陵泉、三阴交、太溪等穴位。

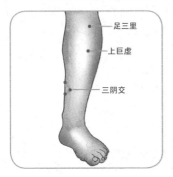
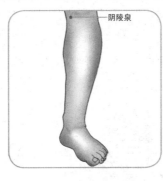
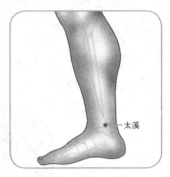

按摩手法：

按摩足三里、上巨虚、阴陵泉、三阴交、太溪各50次，以每分钟30～50次为宜。

> **湿疹患者日常生活注意事项**
>
> 1.使用润肤产品：每次洗完澡后，都应涂上润肤乳液，防止水分流失。
>
> 2.穿棉质衣服：棉质的衣物比较柔软，不会引起皮肤瘙痒。应避免合成的衣料以及紧身衣物。这些衣物不但粘身体，而且可能会导致皮肤发痒。
>
> 3.用温水泡澡：湿疹患者可以定期用温水洗澡，这样能减少感染的机会，并有助于软化皮肤。但应避免过热或过冷的水。
>
> 4.避免使用止汗剂：止汗剂所含的活性成分会刺激敏感性的皮肤，容易导致皮肤过敏，所以应避免使用止汗剂。
>
> 5.避免皮肤局部刺激，如热水烫洗，过度搔抓等。
>
> 6.忌吃辛辣刺激性食物，忌烟酒。尽量少吃或者不吃海鲜、牛羊肉等发物。

荨麻疹

荨麻疹是一种常见的过敏性皮肤病，俗称"风疹块"，常因某种食物、药物、遗传、各种感染、动物羽毛、花粉等刺激引起。临床表现为大小不等的局限性风团，伴有瘙痒和灼热感，少数患者可有发热、腹痛等症状，特点是骤然发生，迅速消退，愈后不留任何痕迹。

根据病程长短可分急性和慢性两类，急性荨麻疹经数日至数周消退，原因较易追查，除去原因后，迅速消退。慢性荨麻疹反复发作，经年累月不愈，病因不易追查。

[按摩疗法]

1.反射区按摩

有效反射区：大脑、垂体、甲状旁腺、胃、脾、肾、肾上腺、小肠、输尿管、膀胱、腹腔神经丛、下腹部等反射区。

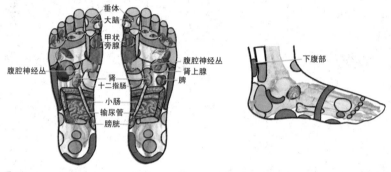

按摩手法：

(1)用示指关节点按肾、肾上腺、膀胱、脾、大脑、垂体、腹腔神经丛、腹部淋巴结、盆腔淋巴结等反射区各100次，力度以感觉胀痛为佳；

(2)推按输尿管反射区50~100次，速度以每分钟30~50次为宜；

(3)按揉胃、甲状旁腺反射区各50次；

(4)推按大肠、小肠各反射区各100次，速度以每分钟30~50次为宜。

2.穴位按摩

有效穴位：行间、解溪等穴位。

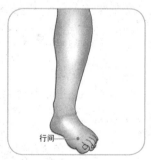
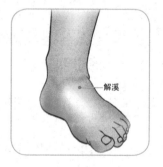

按摩手法：

点按足部行间、解溪等穴位各3～5分钟。每日1次。

小贴士

神经性皮炎

神经性皮炎又称慢性单纯性苔藓，以阵发性皮肤瘙痒和皮肤苔藓化为特征的慢性皮肤病。好发于颈后及两侧、肘窝、腋窝、尾骶等处，以对称性皮肤粗糙、肥厚、剧烈、瘙痒为主要表现的皮肤性疾病，为常见多发性皮肤病，多见于青年和成年人，儿童一般不发病。

[按摩疗法]

1.反射区按摩

有效反射区：大脑、垂体、肾上腺、心、肝、肾、输尿管、膀胱、横结肠、降结肠、升结肠、直肠、腹腔神经丛等反射区。

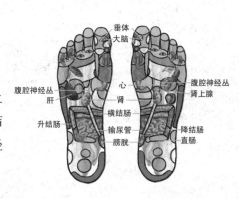

按摩手法：

(1)用示指点按肾、肾上腺、腹腔神经丛、膀胱、大脑、心、肝、垂体等反射区各50～100次，力度以感胀痛为佳。

(2)推按输尿管反射区50次，速度以每分钟30～50次为宜。

(3)由足跟向足外方向推按升结肠反射区50次，从右向左推按横结肠反射区50次，从足趾向足跟方向推按降结肠反射区50次，从足外侧向足内侧推按直肠反射区50次，依次进行，速度以每分钟30～50次为宜。

2.穴位按摩

有效穴位：足三里、三阴交、太冲、行间、涌泉等穴位。

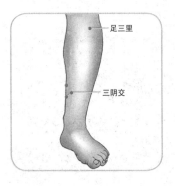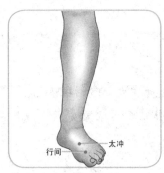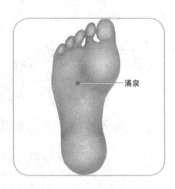

按摩手法：

(1)按摩足三里100次，力度稍重，以有气感为佳；

(2)单指扣拳，点三阴交、太冲、行间、涌泉各50~100次，力度以胀痛为宜。

神经性皮炎的护理

1.尽量避免鱼虾、海鲜、牛羊肉、辛辣刺激性食品等，多吃水果和蔬菜，避免饮酒。

2.剪短指甲，防止搔抓致破，继发感染。

3.应养成良好的卫生习惯，搞好个人卫生，不要用过热水及肥皂等碱性洗涤用品洗擦。

4.避免饮酒、喝浓茶及食用辛辣食品。

5.不滥用外用药，不吃海鲜等刺激性食物。

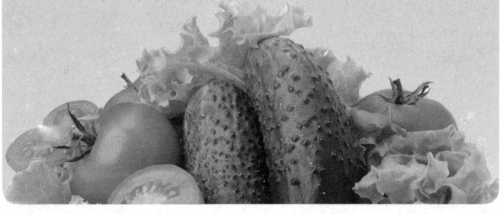

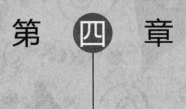

第 四 章

保健按摩

BAO JIAN AN MO

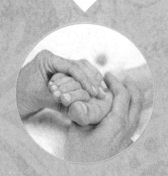

足部按摩保健法

1.搓足底

双手扳住足部，用一只手的大拇指揉按涌泉穴3分钟，然后有一只手掌快速搓揉足底，至发热时，并将手掌劳宫穴对贴在足涌泉穴，停留半分钟，以使热量深透足内，反复操作3~5次。这样可以调节肾脏功能，平衡身体阴阳，防止心血管疾病，提高身体的免疫力。

2.捻揉五趾

一手握足部，另一手拇示指逐一捻揉五趾，轻度牵拉并旋转足趾3~5次；用示指弹击各足趾腹面3~5次。

足趾用头部的反射区，疏通足趾对预防心、脑血管疾病有效。还可以清脑提神，增强记忆力。

3.旋动足前部

一手握拿足中部，另一手握拿足五趾做顺时针和逆时针的旋转，并向脚背方向牵伸五趾3~5次。活动足第一节趾骨关节，可以改善足底血液循环、提高呼吸系统和消化系统的功能。

4.揉按足底五条线

一只手抓住五个足趾，另一只手从五个足趾的趾跟向后压按至足后跟，先从大足趾接起，顺序按压3~5次，这样有利于疏通经络，防止疾病，提高身体的抗病能力。

5.揉挤足内外侧

足内侧是脊椎反应区，足外侧是淋巴反应区，揉挤足内外侧，可预防脊柱和淋巴系统疾病，提高免疫力。

一手握住足趾，用另一只手的大鱼际从足内侧和足外侧的足趾部向跟部推按，先从足外侧开始；再推按足内侧，分别5~7次。

用大拇指揉按足内外侧3~5次，然后自己的双手掌分别放置足内外侧做用力压挤3~5次。

双掌相对上下擦搓足内外侧5~7次。

6.捏揉足背趾缝

一手握住五趾，另一手示指第二关节压趾缝1次，用大拇指和示指捏住趾缝并向足趾外牵拉捏提，每个趾缝3次。

足背趾缝是八风穴所在，此穴对脚气、脚肿痛、头痛、牙痛均有效。足底趾缝为眼耳的反射区，对预防和治疗眼疾、耳病均有较好效果。

7.推擦足背

一只手抓住足跟，另一只手从足趾向后推擦足背，以温热感为度，胸部和胆、横膈的反射区均在足背，推擦足背有利于肝胆的保健。

8.推擦足背

用大拇指与示指侧面捏揉足后跟两侧，用力可大些，并对捏昆仑、太溪(在足后跟踝骨后两侧凹陷处)两个穴位约3分钟，然后用拳头扣打足后跟数次。足后跟是生殖系统反射区，经常按摩有利于性保健。

9.按压踝前穴

拇指按压解溪穴1分钟，双拇指对按中封、丘墟1分钟。

一手握住自己的脚腕，一手握住足前掌，做顺时针和逆时针方向的转动数次，前后活动踝关节，最后用大拇指推压足底涌泉穴3次结束。活动踝关节和增加脚部血液循环，具有改善内脏器官的功能。

10.旋转踝前穴

一手扣拿踝关节上方，另一手握拿足掌，做顺时针和逆时针旋转踝关节数次，屈伸踝关节，拇指推揉足涌泉穴3次结束。

 消瘦

营养不良，营养吸收障碍或胃肠功能欠佳的人都会有瘦弱的形象。

一般身体太瘦的人，其体重大都低于标准体重的10%以上。青春期的少女较容易患神经性食欲不振症，在身体得不到所需营养的情况下，就会变得羸瘦，节食的人也易导致消瘦。

[按摩疗法]

有效反射区：胃，小肠，肝，甲状腺等反射区。

按摩方法：

(1)按摩甲状腺反射区100次，力度稍重，以有气感为佳；

(2)单指扣拳，点胃、小肠、肝反射区各50～100次，力度以胀痛为宜。

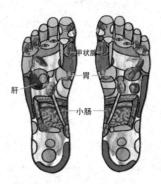

消瘦患者的饮食原则

1.避免吃刺激性强、易产气、粗纤维太多的食物：因为这类食物易令人产生饱腹感而减少食物的摄入量。

2.夜间进食不宜过多：夜间进食过多会增加肠胃负担，不利于健康和安眠，对于健美身体也无益处。

3.要注意控制脂肪的摄取：不要为了短时期的增肥效果而过多地食用油脂类食品，这样不会增重反而会造成冠心病等疾病。

4.不挑食，不偏食，不暴饮暴食：不挑食、不偏食才能够保证营养的全面摄入，暴饮暴食会对消化吸收造成影响，使其不能更好地将食物进行消化和吸收。

5.少吃油炸、煎、烤的食物和过于黏腻的食物：这类食物都不易消化和吸收。

皮肤粗糙

皮肤粗糙多是因为肌肤水油平衡失调、新陈代谢下降所导致。日常生活中，强烈的紫外线照射、干燥环境的影响、工作压力大、不良的生活习惯等因素，均会导致肌肤越来越干燥，长期得不到改善，会出现干裂粗糙的现象。皮肤粗糙是人体衰老的表现之一。

[按摩疗法]

1.反射区按摩

有效反射区：肾、肝、肾上腺、胃、脾、腹腔神经丛、甲状腺等反射区。

按摩手法：

(1)甲状腺、胃等反射区各推压50～100次；

(2)肾、肝、脾、肾上腺等反射区各按揉100次，力度以酸痛为宜；

(3)腹腔神经丛反射区双指扣拳刮压50～100次，力度稍重，以胀痛为宜。

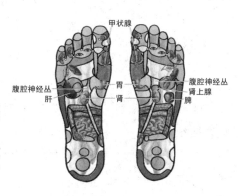

2.穴位按摩

有效穴位：涌泉、足临泣、足窍阴等穴位。

按摩手法：

(1)按揉足临泣100~150次，力度以胀痛为宜；

(2)掐按足窍阴100次，力度适中；

(3)掌根擦涌泉100~150次，力度稍重。

皮肤粗糙的注意事项

1.保持面部清洁，补充水分，严禁在烈日下长时间暴晒；

2.经常锻炼身体，做肌肉运动操。

3.可以吃一些胶原蛋白，对皮肤的改善效果很不错，但一定要坚持。

4.忌吃刺激、辛辣、油腻的食物。

肥胖症

肥胖症是指由于人体新陈代谢失调而导致脂肪组织过多所造成的病症。一般认为体重超过正常标准的20%为肥胖。脂肪主要沉积于腹部、臀部、乳房、颈项等处。常见于体力劳动较少而进食过多的中年人。肥胖可分为单纯性肥胖和继发性肥胖。单纯性肥胖常常是家族性的，可能与遗传因素有关。继发性肥胖是继发于某些疾病的，例如皮质醇增多症、胰岛素瘤、甲状腺功能低下症、多囊卵巢综合征等。

[按摩疗法]

1.反射区按摩

有效反射区：胃、十二指肠、垂体、甲状腺、肺、肾上腺、肾、输尿管、小肠、膀胱、生殖腺1等反射区。

按摩手法：

(1)示指扣拳在胃、肾、膀胱、生殖腺1、肾上腺、垂体等反射区各点按50~100次，力度稍重，以胀痛为宜；

(2)拇指在输尿管、肺、十二指肠、小肠、甲状腺等反射区各推压30~50次，力度稍重，以气感为佳。

2.穴位按摩

有效穴位：足三里、上巨虚、下巨虚、内庭、三阴交、涌泉等穴位。

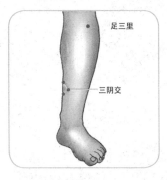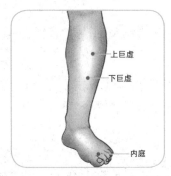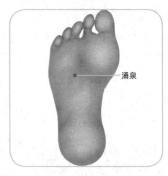

按摩手法：

(1)按揉足三里、上巨虚、下巨虚各30～50次；

(2)点按三阴交、涌泉各50～100次，力度适中；

(3)掐内庭10～30次，以疼痛为佳。

小贴士

茶叶减肥

1.葡萄柚榨汁，绿茶用冷水冲泡约10分钟，两者调和，用少许蜂蜜调味饮用，每天一杯。有助于肠胃道消化及促进新陈代谢等功效。

2.普洱茶叶以热水冲泡饮用，饭后饮用效果极佳。可以提高酵素分解腰腹部脂肪的功能。

3.把红茶包和生姜一起放入杯中，用90度以上水冲泡，等稍温后放入蜂蜜。饮用生姜红茶有益增强身体代谢机能，提高脂肪的燃烧率。

身体增高

随着人民生活水平的不断提高，合理化的饮食日趋改善，我国人民的身体素质得到了普遍提高，特别是青少年的平均身高有了显著的提高。现在我国成年人平均身高，男性为172厘米，女性为162厘米，比新中国成立前净增高了12厘米。但是，由于遗传、内分泌、地区差异等原因，我国仍然存在着大量的身材矮小者，数量之大相当惊人。面对竞争相当激烈的21世纪，人们不但要拥有丰富的科学知识和全面的综合技能，身高作为外在形象的重要标志亦非常重要。由于社会的偏见，身材矮小者常会产生自卑心理，丧失自信心，导致失去许多宝贵的机会。

[按摩疗法]

有效反射区：颈椎、胸椎、腰椎、骶椎、骨尾骨、外尾骨、髋关节、膝关节、脾、胃、胰、肝脏、脑垂体、甲状腺、甲状旁腺、卵巢、睾丸等。

按摩手法：

(1)颈椎：由远心端向近心端推按，或以示指由远侧向近侧刮按，力量不可过重，有拇外翻的患者尤应注意。

(2)胸椎：由远心端向近心端推按，或以示指由远侧向近侧刮按，力量不可过重。

(3)腰椎：按摩时以推按或刮法为主，重点处以点法、掐法加重刺激量。

(4)骶椎：由远心端向近心端推按，或以示指由远侧向近侧刮按，力量不可过重。

(5)尾骨：由上向下、由远端向足跟部推按或以掐捏法施术。

(6)髋关节：按摩时以推按或刮法为主，重点处以点法、掐法加重刺激量。

(7)膝关节：足底足背均由内侧向外侧推按，也可用刮法。

(8)脾：由内上向外下推按或由外下向内上均可；力量适度。

(9)胃：弧形按摩。

(10)胰：由外向内横行按摩。

(11)肝脏：在左脚胃反射区外上方，由内、外两端向中心推按，再在中心部以揉法及点法按摩。

(12)脑垂体：以趾腹为中心向四周推按，中心部分以点按为主，可结合叩法、掐法、捏法。

(13)甲状腺：由上斜向内下推按，可结合刮法。也可以边点按边推按。

(14)甲状旁腺：弧形点按为主。力量不可过大。

(15)卵巢、睾丸：以点按为主结合掐法、捏法，此处需要重刺激量。

 小贴士

身体增高的注意事项

1.合理饮食。食物的摄入，不仅要与日常生活的消耗保持平衡，还要满足生长发育的需求，所以要安排充足合理的饮食。

2.保证睡眠。充足的睡眠对人体长高很有帮助，因为生长激素一般在入睡后两小时分泌最高，第三个小时分泌减少。

3.加强体育锻炼。生命在于运动，孩子的身高发育与运动有密切关系。

白发

白发可分为先天性白发、后天性白发两种。先天性白发可见于白化病及某些遗传性综合征，先天性白发常有家族遗传病史。后天性白发可表现为局限性斑状白发，或可以为白发夹杂于正常黑发之中，亦可以全部黑发变白。

[按摩疗法]

1.反射区按摩

有效反射区：头部、脑垂体、腹腔神经丛、肝、甲状腺、生殖腺等反射区。

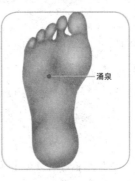
涌泉

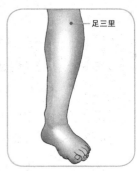
足三里

按摩手法：

(1)单指点按脑垂体、肝、生殖腺等反射区各50～100次，力度以酸痛为宜；

(2)按揉腹腔神经丛、头部等反射区各100次，力度稍重；

(3)刮按甲状腺反射区50次，力度适中。

2.穴位按摩

有效穴位：涌泉、足三里、阳陵泉等穴位。

按摩手法：

(1)掌根擦涌泉100次，力度稍重，以有气感为佳；

(2)单指扣拳，点揉足三里、阳陵泉各50～100次，力度以胀痛为宜。

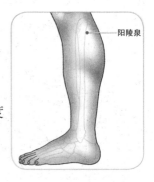
阳陵泉

小贴士

治疗白发的小偏方

1.每晚食炒熟黑豆20粒，黑芝麻1匙，共咀匙之，长食可乌发。

2.石榴花阴干为末，与少许铁粉混匀，米泔汤冲服3克，早、晚各1次。服一年。

3.何首乌100克，红枣10枚，白葡萄酒500毫升，浸泡半个月，每天晨起服1匙，长期服用，可使头发乌黑发亮。

4.莲须6~10克，旱莲草15克，煎汤服，每日1次。